ALHO

SABOR E SAÚDE

Este livro é uma obra de consulta e esclarecimento. As receitas e técnicas aqui descritas têm o objetivo de complementar – e não substituir – o tratamento ou cuidados médicos. As informações aqui contidas não devem ser usadas para tratar uma doença grave sem prévia consulta médica.

Dr. MARCIO BONTEMPO

ALHO

SABOR E SAÚDE

EDITORA
ALAÚDE

Dados Internacionais de Catalogação na Publicação (CIP)
(Câmara Brasileira do Livro, SP, Brasil)

Bontempo, Marcio
Alho: sabor e saúde/Marcio Bontempo. – São Paulo: Alaúde Editorial, 2007.

Bibliografia.
ISBN 978-85-98497-75-4

1. Alho 2. Alho – Uso terapêutico 3. Culinária (Alho) 4. Natureza - Poder de cura 5. Naturoterapia 6. Saúde - Promoção I. Título.

07-8913 CDD-615.535

Índices para catálogo sistemático:
Alho: Alimento natural: Promoção da saúde:
Medicina natural 615.535

Editor
Antonio Cestaro

Coordenação Editorial e Revisão
Lucimara Leal

Fotografia Capa
Age Photostock/Keystock

Capa e Projeto Gráfico
Walter Cesar Godoy

Impressão e Acabamento
EGB - Editora Gráfica Bernardi - Ltda

R. Hildebrando Thomaz de Carvalho, 60
CEP 04012-120 - São Paulo - SP
Telefax: (11) 5572-9474 / 5579-6757
alaude@alaude.com.br www.alaude.com.br

SUMÁRIO

INTRODUÇÃO

O mais poderoso medicamento natural de todos os tempos

Alho é uma palavra de origem celta, *all*, que significa picante, acre. A planta é um dos condimentos e um dos remédios mais antigos, conhecidos há pelo menos 7 mil anos. Sua origem é controversa: a maioria dos estudos indica a Ásia como local de origem do alho, acreditando-se que tenha surgido no deserto da Sibéria e sido levado para o Egito por tribos asiáticas nômades, de onde pode ter seguido para o Extremo Oriente através das rotas do comércio com a Índia, chegando depois à Europa. Outros historiadores e estudiosos acreditam que ele possa ter surgido na Sicília, no sul da Itália, o único lugar do mundo onde o alho nasce espontaneamente.

De todos os alimentos considerados como remédio, o alho é disparadamente o mais notável e cheio de mitos. Ele é utilizado desde a mais remota Antigüidade como alimento (mais um tempero do que um alimento propriamente dito) e medicamento natural, havendo referências de que era muito famoso no Antigo Egito, na Índia e na China, utilizado tanto na culinária quanto na medicina.

Curiosidades

Afirma-se que para as culturas indiana, egípcia, grega, hebraica, russa e chinesa, o alho era um produto quase tão importante quanto o sal.

No Egito, o alho era usado para aumentar a resistência dos trabalhadores e para combater a diarréia. O alho e a cebola eram essenciais na dieta de escravos e operários para que não adoecessem. Para os egípcios, o alho além de servir de alimento, estimulava a boa voz e a coragem. Nos mitos egípcios, ele era uma das plantas mágicas, com poderes sobrenaturais. Talvez daí venha a tradição antiga de usar o bulbo para combater vampiros.

No Antigo Egito, podia-se comprar um escravo saudável com 7 quilogramas de alho. Há referências de que os povos siberianos, até há poucos séculos, pagavam os seus impostos em alho.

O alho sempre foi utilizado na conservação de carnes, tanto assim que era um dos ingredientes da fórmula para mumificação e para conservação de cadáveres. Há registros de que foram encontrados seis dentes de alho no túmulo de Tutankamon, e em cemitérios pré-históricos descobriram-se bulbos de alhos moldados em argila, colocados, possivelmente, para afastar os maus espíritos.

Ao longo da Antigüidade, o alho foi considerado uma proteção dos vulneráveis ao mau-olhado – virgens, recém-nascidos, casais de noivos. Ainda hoje, no Egito, existe uma festa tradicional onde o alho é comido e esfregado nas portas e nas janelas para afugentar as influências malignas.

Segundo uma antiga lenda islâmica, quando o diabo foi expulso do Paraíso, brotou uma planta de alho no chão pisado pelo seu pé esquerdo.

A história da medicina registra que o alho era apreciado e usado pelas suas propriedades terapêuticas já pelos antigos egípcios para curar lepra, doenças de pele e hemorróidas. Até hoje já foram descritos mais de 100 usos não-culinários para o alho na história da medicina.

Babilônios, coptas, gregos, romanos, vikings, indianos e judeus utilizavam o alho como antiparasitário, para limpeza dos intestinos e para combater a melancolia. Na Índia, era utilizado no tratamento de mordeduras de serpentes e para eliminar tumores abdominais.

Segundo o código de leis, tradições e costumes judaicos, o hábito de comer alho ilumina o rosto, melhora a circulação, mantém o corpo aquecido, destruindo os parasitas.

Na Grécia antiga, era empregado como medicamento no tratamento de doenças pulmonares. Todos os grandes físicos clássicos tais como Aristófanes, Hipócrates e Galeno prescreveram alho contra doenças que iam desde desordens intestinais até ao envelhecimento e degeneração prematura. No século I Dioscorides recomendou-o como antiparasitário.

O historiador romano Plínio enumera 71 doenças contra as quais o alho tinha ótimos efeitos tais como asma, distensões, dores de dentes, entre outras numerosas aplicações.

Na Odisséia, poema épico do grego Homero, Ulisses usa alho para fazer Circe se apaixonar por ele e, assim, consegue se livrar da perigosa feiticeira.

Nero, imperador romano, com freqüência comia os bulbos do alho chegando, às vezes, a interromper o consumo de qualquer outro alimento.

Na Bíblia há referências, ao seu uso e propriedades como antiparasitário e debelador da melancolia.

Durante a Idade Média foi usado na Europa central como remédio contra a surdez e a lepra; no século XVII, como preventivo contra a peste bubônica. Os europeus comiam alho para se proteger durante a peste e ele já foi o recurso mais utilizado, na Europa, no tratamento da tuberculose durante a Idade Média, Moderna e no início da Contemporânea.

O rei Afonso de Castela, no século XIV, proibiu as pessoas que tivessem ingerido alho de se aproximarem dele, devido ao odor no hálito e no corpo que o bulbo é capaz de provocar. Shakespeare também recomendou aos seus atores que evitassem o condimento para não incomodar a platéia.

> Segundo o código de leis, tradições e costumes judaicos, o hábito de comer alho ilumina o rosto, melhora a circulação, mantém o corpo aquecido, destruindo os parasitas.

Na Provença – sul da França –, o uso do alho é tão tradicional e difundido que a expressão "à provençal" passou a designar pratos com sabor acentuado de alho.

Os médicos dos campos de batalha nas duas grandes guerras mundiais o utilizavam em pasta de alho para desinfetar feridas.

Pasteur observou as propriedades antibacterianas do alho e as relatou à comunidade científica da época, em 1858, indicando-o para o tratamento dos ferimentos dos soldados de guerra. As propriedades antibióticas do alho relatadas por Pasteur têm sido confirmadas pela ciência até hoje.

Também chamado de "penicilina russa", por ter sido utilizado como único antiinfeccioso, durante períodos de revolução e de guerra no início do século XX.

Na China, onde o alho é largamente consumido, seu nome significa "jóia entre vegetais".

O alho sempre foi considerado um energizante, regenerativo, antigripal, preventivo de problemas cardíacos e circulatórios, um antimicrobiano natural, coadjuvante no tratamento de muitas doenças.

Em muitos lugares do mundo, o alho é tradicionalmente utilizado no tratamento do pé-de-atleta, da tuberculose e da pressão alta, além de resfriados e tosses, tido também como afrodisíaco.

Russos e búlgaros atribuíram ao hábito de ingerir alho a causa principal de sua saúde e vitalidade.

O povo que mais come alho é o romeno, que o comem cru, em grande quantidade, nos trabalhos nos campos, durante as refeições.

Nos Estados Unidos e na Europa, existem restaurantes que usam apenas o alho como tempero. E são famosos. Em São Francisco, Califórnia, existe o famoso e badalado *The Stinking Rose* (a rosa fedida), que oferece um variado cardápio com deliciosos pratos com esse tempero, entre eles: sopa de alho, fondue de alho, pizza de alho, coquetel de alho, servindo até sorvete de alho para os apreciadores fanáticos. Eles servem mais de 1.360 quilos de alho por mês.

Entre outros restaurantes famosos que têm o alho como especialidade destaca-se o Garlic Quenn, em Amsterdã, Holanda e o Kynsilaukka Garlic, em Helsinque, na Finlândia.

No Alentejo, região de Portugal há um antigo remédio popular contra a constipação que consiste em moer um alho e colocá-lo numa bolsinha de pano no cinto, a qual se chama de "boneca de alho". Na macrobiótica há uma receita com a mesma finalidade, que consiste em pôr uma rodela de alho entre cada pé e a sua meia correspondente.

O alho francês (porro ou poró) é um bulbo da mesma família do alho comum e da cebola, mas com sabor mais próximo desta do que daquele.

É presumivelmente derivado de uma variedade de alho do Oriente Próximo, cultivado por egípcios e hebreus e largamente consumido pelos romanos. A ele eram atribuídas na Antigüidade a virtude de manter a voz em bom estado, pelo que o imperador Nero (preocupado com a sua capacidade vocal) tomava diariamente um caldo de alho-poró. Seu aspecto lembra o da cebolinha verde, embora seu tamanho seja bem maior.

O alho-poró, em Portugal, além de bastante aplicado na culinária, é utilizado nos chamados festejos tripeiros de São João, onde é usado para bater na cabeça dos mais desprevenidos.

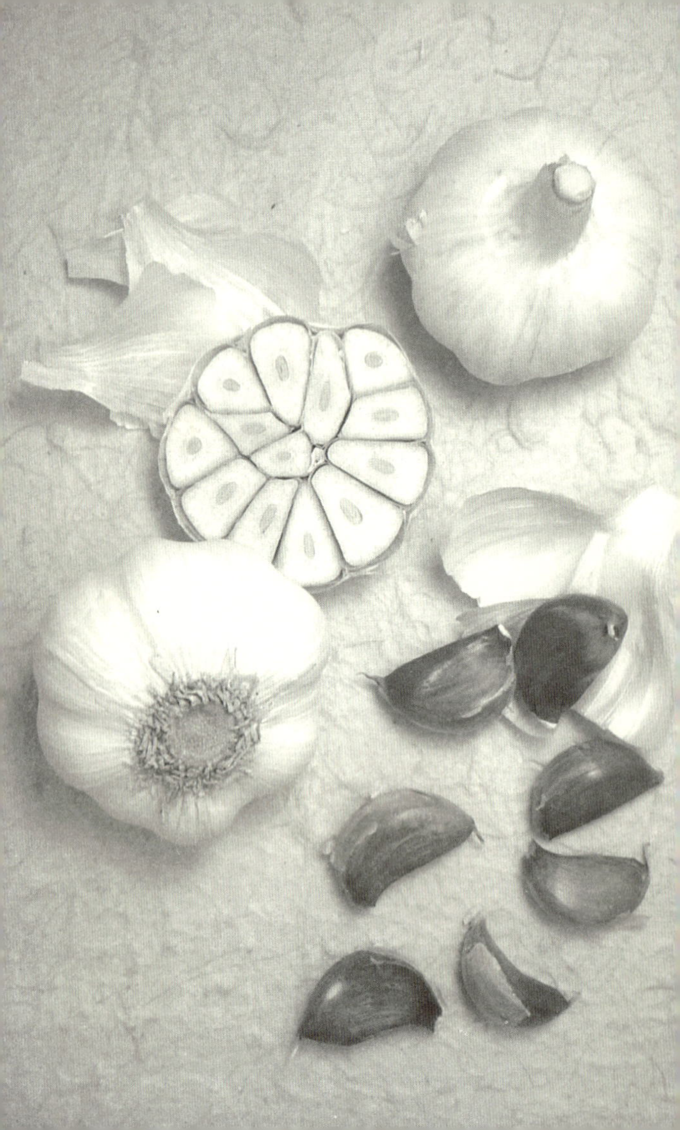

CAPÍTULO I

Produção mundial de alho

A produção mundial de alho tem crescido cada vez mais. Desde 1994, o incremento foi de 32,6%, crescendo de 7,6 milhões de toneladas para 10,1 milhões no ano de 2001. A maior produção em 2001 foi obtida no continente asiático, cuja oferta é superior a 82% do total produzido no mundo. A produção da China é a mais alta, com participação na oferta mundial superior a 64%.

Outros importantes países produtores no continente asiático são: a Índia, a Coréia, a Tailândia e a Turquia, responsáveis pela produção de mais de 1,3 milhão de toneladas. Na Europa, cuja produção na última safra atingiu 816 mil toneladas, os maiores produtores são a Federação Russa (198), a Espanha (175) e a Romênia (96); na África, o Egito foi o responsável por 301 mil das 305 mil toneladas produzidas e, no continente americano, para um total de 756 mil toneladas, as maiores contribuições são dos Estados Unidos (300 mil toneladas), da Argentina (150 mil toneladas) e do Brasil (102 mil toneladas).

O comércio de alho entre as nações é fraco, supostamente pelo alto valor final do produto. Mesmo assim, o comércio internacional envolve cerca de 10% da produção mundial, movimentando anualmente valores que variam de 800 milhões a 1,2 bilhão de dólares.

O Alho desidratado em pó ou na forma granulada tem substituído o uso do alho *in natura* na indústria e mesmo em aplicações domésticas, em muitos países. Os produtos desidratados de alho são comuns como condimento e na indústria alimentícia. Estima-se que 50% da produção de alho fresco nos Estados Unidos é desidratada e vendida para as indústrias de processamento alimentício.

O alho no Brasil

O alho não existia no Brasil até antes da chegada dos portugueses, que o trouxeram em suas caravelas, a partir de Cabral. Certamente, isso foi possível devido ao fato de que o alho é resistente e os dentes de alho podem ser conservados por longo tempo germináveis ou utilizáveis na culinária.

Um recurso alimentício e medicinal nas Grandes Navegações.

O alho era um importante recurso utilizado pelos marinheiros para manter a saúde e se proteger contra doenças, durante as longas viagens, ou das febres tropicais, às quais eram muito suscetíveis. Dentes de alho eram ingeridos regularmente pelas tripulações, mastigados com vinho, rum ou azeite nas refeições. Tal uso era continuado em terra, para se manter os efeitos preventivos. Textos antigos, presentes em museus de Portugal, Espanha e Inglaterra, informam que era praticamente impossível lançar-se ao mar em campanhas de navegação, seja para exploração ou militarmente, sem contar com o alho nas provisões. Assim como já se sabia da importância de prover as dispensas dos navios com frutas cítricas – notadamente o limão – para se evitar a "doença do marujo" (hoje sabemos ser o escorbuto, causado pela carência de vitamina C), o alho era fundamental para prevenir e tratar as diversas infecções comuns a bordo, inclusive o escorbuto, por possuir vitamina C.

Nas embarcações, o alho era também um recurso fundamental no combate aos insetos, como pulgas, baratas e piolhos, além de ratos. Para isso, o alho era esmagado e esfregado no madeiramento interno das naus, nas ranhuras e frestas, roupas, dentro de calçados etc. Por causa disso, os profissionais do mar, incluindo os comandantes e oficiais, cheiravam muito a alho. Os índios que fizeram contato com os europeus que aqui chegaram, chamavam-nos de "malcheirosos", em todas as diversas línguas indígenas. Talvez esse adjetivo não se deva apenas ao cheiro do alho, mas ao fato de que era costumeira entre europeus a falta de hábito de tomar banho. Imagine-se isso somado ao cheiro do alho em tudo!

A trajetória do cultivo do alho no Brasil

O alho que chegou nas primeiras caravelas que aportaram no Brasil, foi rapidamente semeado em fundo dos quintais, onde era cultivado em pequenas quantidades como tempero e ingrediente de remédios caseiros. Só mais tarde ele se tornou uma cultura capaz de gerar riqueza.

A história conta que o Brasil sempre foi um fraco produtor de alho, até insuficiente para o seu consumo interno. Este quadro só mudou muito recentemente, a partir de 1958, quando o técnico agrícola japonês Takashi Chonan, de 21 anos, desembarcou no porto de Santos trazendo variedades japonesas e chinesas de alho. Aqui ele dedicou toda a sua vida a desenvolver e melhorar a principal variedade de alho nacional - que hoje leva o seu nome, o alho Chonan, precursor das variedades de alhos brasileiros, ocupando metade da área cultivada no país, que chega a 12 mil hectares. Chonan começou o melhoramento genético do alho brasileiro numa fazenda em Curitibanos (SC). A partir de 1977, a então Empasc – Empresa de Pesquisa Agropecuária de Santa Catarina – transformou suas terras em campo experimental. Muitos técnicos e agrônomos pesquisadores visitaram as culturas de alho de Chonan, entre eles Gilmar Dallamaria, presidente da Anapa – Associação Nacional dos Produtores de Alho. Chonan havia verificado que o alho cultivado no Brasil era o branco, bem pequeno, de pouco valor comercial e que os brasileiros preferiam o alho do tipo europeu, graúdo, branco por fora e roxo por dentro, típico de regiões com o inverno frio. Até mesmo a Argentina havia iniciado a produção de um alho mais graúdo, e o Brasil já importava um pouco desse alho do vizinho platino. Chonan pesquisou terrenos no Brasil que poderiam produzir um alho maior e, com a combinação genética de sementes trazidas por ele do Oriente, conseguiu resultados surpreendentes, culminando no alho brasileiro mais graúdo, quase semelhante ao argentino, mas ainda menor um pouco do que o alho chinês, graúdo e aromático. Apesar do aprimoramento, o Brasil não é exportador de alho e sua produção é toda consumida pelo mercado interno, competindo com o alho importado, principalmente da China e da Argentina.

A produção nacional, em crise a partir de 1994, depois que se iniciou a entrada de alho chinês em nosso mercado, começou a ressurgir na última década, a ponto de vislumbrar-se, a médio prazo, a auto-suficiência nacional do produto.

Estatísticas de importações de alhos pelo Brasil

PERÍODO	TOTAL / Kg	ARGENTINA/Kg	CHINA/Kg
09/2004	7.544.520	275.890	6.266.500
10/2004	7.154.380	326.000	5.576.500
11/2004	9.276.600	4.348.860	4.012.640
12/2004	12.825.306	9.724.446	2.089.000
01/2005	10.775.738	7.310.738	3.047.500
02/2005	11.988.937	9.272.717	2.250.020
03/2005	12.060.127	8.705.627	2.852.500
04/2005	12.093.980	5.293.580	6.591.500
05/2005	11.323.525	5.118.383	5.473.890
06/2005	12.550.800	5.080.810	6.951.120
07/2005	8.165.110	4.226.120	2.387.100
08/2005	13.184.230	1.626.480	10.950.210
09/2005	8.672.440	44.000	8.453.060
10/2005	7.210.300	44.000	7.119.300
11/2005	8.099.200	1.397.700	6.701.500
12/2005	16.456.350	7.465.770	8.990.580

Fonte: MDIC – Sistema ALICE.

Área, produção e rendimento médio de alho no Brasil nas safras 2000 e 2001

ESTADOS	ÁREA (ha)		PRODUÇÃO (t)		RENDIMENTO (kg/ha)	
	2000	2001	2000	2001	2000	2001
Piauí	36	23	162	88	4.500	3.826
Ceará	27	29	91	90	3.370	3.103
Paraíba	14	15	64	52	4.571	3.467
Bahia	1.277	1.394	8.462	11.873	6.626	8.517
M. Gerais	1.922	2.508	11.017	20.413	5.732	8.139
E. Santo	684	414	4.550	2.673	6.652	6.457
S. Paulo	193	245	1.283	2.005	6.648	8.184
Paraná	645	694	2.451	3.331	3.800	4.800
S. Catarina	2.793	2.793	20.827	20.909	7.457	7.486
R. G. Sul	4.142	4.347	24.419	25.695	5.895	5.911
Goiás	1.536	1.450	10.206	12.310	6.645	8.490
D. Federal	115	323	683	2.711	5.939	8.393
TOTAL	**13.384**	**14.235**	**84.215**	**102.150**	**6.292**	**7.176**

Fonte: IBGE.

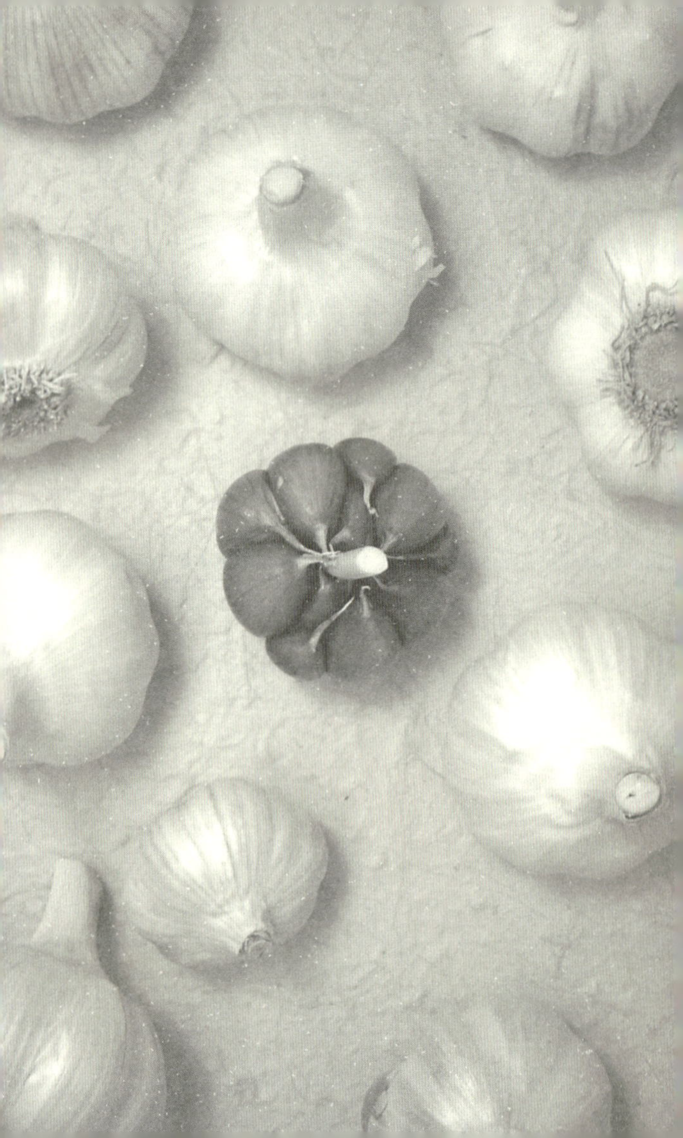

CAPÍTULO II

Como plantar e cultivar o alho

O tipo de solo ideal para se plantar o alho é leve, fino, rico em matéria orgânica e bem drenado. O alho não suporta terrenos úmidos. Solos pesados e mal drenados não permitem o bom desenvolvimento das raízes, prejudicando a nutrição da planta.

O alho é uma cultura de clima frio, suportando bem baixas temperaturas, sendo, inclusive, resistente a geadas. A planta exige pouco frio no início da cultura, muito no meio do ciclo e dias longos no final. Portanto, temperatura e incidência de luz solar são fatores climáticos extremamente importantes à cultura do alho, influindo na fase vegetativa, no bom desenvolvimento e na produtividade.

O alho pode ser plantado e produzido em grande escala, mas também em pequeníssima, domesticamente, em quintais, onde geralmente são bem cultivados, em hortas bem tratadas e regadas.

Para o cultivo do alho, devem-se separar os dentes do bulbo, enterrando-os a uma profundidade de cerca de 6 cm, com a extremidade em bico voltada para cima. São semeados em fileiras (distantes entre si em cerca de 30 a 50 cm), deixando-se aproximadamente 15 cm entre uma planta e outra.

Para a colheita, retira-se a planta quando ela apresenta, no final do ciclo, três a quatro folhas verdes e as demais secas. É fundamental conhecer o ciclo da planta, pois existem problemas como pragas, nutrição deficiente e outros. Após a colheita, os bulbos devem secar ao sol, por três a quatro dias, preferivelmente em gavetas de madeira, evitando a chuva ou a umidade. O armazenamento pode ser feito em câmaras frias a 0° C, com umidade de 70 a 75%. O alho é uma das poucas hortaliças que deve ser armazenada sob umidade relativa do ar baixa.

Artesanalmente, ou nas pequenas chácaras, o alho é conservado em réstias, colocadas em local fresco, seco e ventilado.

Época de plantio por região brasileira

Sul	Sudeste	Nordeste	Centro-oeste	Norte
maio/junho	março/abril	maio	março/abril	*

Fonte: Embrapa.
* não recomendável.

CAPÍTULO III

Classificação botânica

O alho é denominado cientificamente como *Allium sativum*, sendo uma planta de origem possivelmente asiática, da família das liliáceas. A planta, formada por um bulbo arredondado e composto por dez a 12 dentes envoltos por uma casca fina branca, rosada ou roxa. O alho, assim como a cebola, pertence ao gênero *Allium*, do qual existem duas sub-espécies: a *Ophioscorodon* e a *Sativum*, que produzem oito variedades. Seis são do tipo *Ophioscorodon*, assim denominados: Asiático, Criolo, Listra Roxa, Listra Roxa Marmorizada, Porcelana e o Rocambole e dois são do tipo *Sativum*: o Alcachofra e o Prata. Além dessas oito variedades, existem outros 17 grupos de sub-variedades. Existem mais de 600 subvariedades de alho no mundo, como resultado de modificações resultantes de condições de cultivo, tipo de solo, características genéticas, temperatura ambiente, questões sazonais, período de chuvas, altitude etc.

Alho-poró ou alho francês

O alho francês (ou porro) é um bulbo da mesma família do alho comum e da cebola, mas com sabor mais próximo desta do que daquele. Seu aspecto lembra o da cebolinha verde, embora seu tamanho seja bem maior. Não é um legume muito rico em nutrientes. Contém vitamina C, mas que se perde com muita facilidade durante o cozimento. Como alimento, tem a vantagem de ter bastante celulose, substância importante para o bom funcionamento dos intestinos. Outra vantagem é possuir baixa caloria, sendo por isso recomendado nos regimes de emagrecimento ou de manutenção do peso.

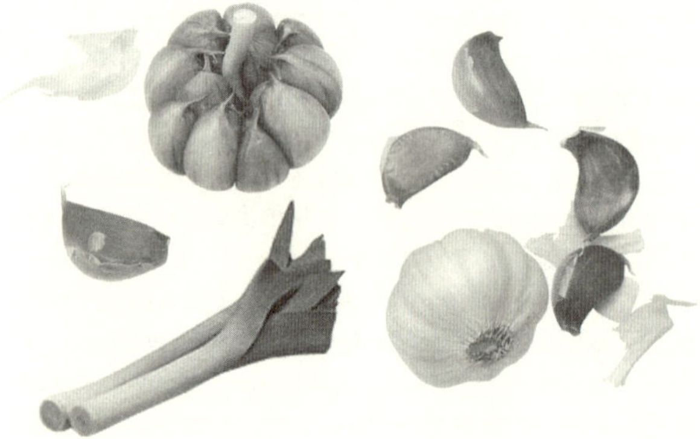

CAPÍTULO IV

Composição química

O alho é rico em vitaminas A, B2, B6 e C, assim como em aminoácidos, adenosina, germânio, ferro, silício, selênio e iodo, além de enzimas e compostos biologicamente ativos, como a alicina. Apresenta 4,4% de proteínas, 0,2% de gorduras, 20% de carboidratos e cada 100 gramas produzem 99 calorias.

Composição centesimal aproximada do alho (para cada 100 g)

Energia	**100 Kcal**
Carboidratos	29,3 g
Proteínas	5,3 g
Lipídeos	0,2 g
Fibras	1,66 g
Potássio	400 mg
Vitamina B1	0,2 mg
Vitamina B6	3,33 mg
Vitamina C	31,1 mg

Ácido fólico	3,1mg
Cálcio	181 mg
Fósforo	150 mg
Ferro	1,7 mg
Cobre	0,26 mg
Zinco	8,83 mg
Selênio	24,9 mg

Proteínas e aminoácidos (para cada 100 g)

Ácido glutamínico	0,805 g
Arginina	0,634 g
Ácido aspártico	0,489 g
Leucina	0,308 g
Lisina	0,273 g
Proteínas totais	6,05 g

Princípios ativos

Há no alho cerca de 30 componentes ativos, sendo os mais importantes:

- Alicina
- Alitiamina
- Alinase
- Aliina
- Diatil dissulfeto
- Garlicina
- Polissulfeto de alilo
- Trissulfeto de metil alila
- Bioflavonóides

Outros componentes importantes do alho, presentes em menor proporção:

Adenosina, ácido alfa-aminoacrílico, ácido fosfórico livre, ácido sulfúrico, ajoeno (produzido por condensação da alicina), frutose, glicose, alil, alil mercaptanos, alil-propil, citral, desoxialiina, dissulfeto de dialila, escordinina, felandreno, fructanos, galantamina, geraniol, heterosídeos sulfurados, insulina, inulina, linalol, minerais (manganês, magnésio, sódio), nicotinamida, óleos essenciais (muitos compostos sulfurados, dentre eles: disulfuro de alil, trisulfuro de alil, tetrasulfuro de alil), óxido dialildissulfeto, prostaglandinas A, B e F, quercetina; saponinas, sulfetos de vinil, vitaminas A.

Farmacologia dos princípios ativos do alho

A **alicina** só aparece de fato quando o alho é mastigado ou cortado, rompendo-se as células do bulbo. E é também a alicina a responsável pelo forte odor característico e pelos efeitos medicinais da planta. A alicina é quimicamente o *di-propenyl tiosulfinato*, responsável pela maioria das propriedades farmacológicas da planta. Visualmente, em laboratório, a alicina é um líquido de coloração amarelada. Experiências (ver adiante) comprovam que a alicina é um antimicrobiano poderoso.

O **dialil dissulfeto** é uma das mais importantes substâncias da planta e foi descoberta em 1892 pelo cientista alemão P. W. Semmler. Está presente em 60% do óleo do alho e tem a capacidade de reduzir a "captação" dos lipídios pelas células do tecido que reveste a parte interna dos vasos. Como efeito, diminui a formação de ateromas, placas endurecidas formadas principalmente por gorduras, que podem obstruir os vasos sanguíneos, ajudando também a prevenir os problemas cardíacos e circulatórios provocados pelo excesso de colesterol. Tem também ação antitumoral.

O **polissulfeto de alila** (di e trissulfeto) atua em conjunto com o dialil dissulfeto, beneficiando o coração, a circulação, aumentando a elasticidade dos vasos sanguíneos e relaxando as fibras musculares, provocando vasodilatação.

O **trissulfeto de metil-alila** é uma enzima que inibe a agregação das plaquetas do sangue, uma das principais causas da trombose – a obstrução dos vasos sanguíneos. Atua em conjunto com o ajoeno, substância presente no óleo essencial do alho, que funciona como anticoagulante.

Os **bioflavonóides** são compostos genéricos amplamente distribuídos no reino vegetal e que possuem ação semelhante à vitamina C. Também denominados vitamina P, foram descobertos por Szent Györgv em 1936, sendo apenas recentemente mais observados e aplicados, graças ao desenvolvimento da medicina ortomolecular. Entre os bioflavonóides mais conhecidos estão a rutina, a hesperidina e a quercetina, que é o mais importante e justamente aquele presente em maior quantidade no alho. Também são encontrados nas frutas cítricas, nas pimentas e outros alimentos.

Nos últimos vinte anos, numerosos estudos sobre os bioflavonóides têm permitido uma melhor compreensão sobre as características químicas, funções biológicas e aplicações clínicas destes compostos. Os bioflavonóides protegem e estimulam a reparação dos tecidos ricos em colágeno, particularmente das paredes das artérias, contribuindo como proteção contra a aterosclerose. Estudos mais modernos têm demonstrado que os bioflavonóides são um dos poucos antioxidantes nutricionais que conseguem atravessar a barreira hemato-encefálica, protegendo melhor as células cerebrais. Por fortalecer os vasos capilares, os bioflavonóides agem como preventivos dos derrames cerebrais e um recurso para melhorar a memória e reduzir a senilidade.

Os bioflavonóides refazem os tecidos danificados, protegendo a pele contra a agressão dos radicais livres e eliminando as enzimas degradadoras do colágeno (a principal proteína da pele, responsável pela sua firmeza e elasticidade), fixando as suas fibras e tornando-o mais estável. Estes compostos podem ser considerados como recursos contra as rugas, mantendo a pele com aspecto suave, elástico e brilhante. Estudos também têm apontado os bioflavonóides como agentes redutores da fragilidade vascular, principalmente nos casos de diabetes, quando há redução da capacidade visual devido a problemas na retina; ocorre melhora da sua vascularização evitando pequenas hemorragias retinianas.

As principais indicações dos bioflavonóides (presentes no alho) são:

- Combate do envelhecimento precoce
- Diabetes
- Aterosclerose
- Arteriosclerose
- Doenças cardíacas
- Reumatismo
- Prevenção das doenças degenerativas
- Recuperação em casos de acidentes, fraturas e contusões
- Convalescenças
- Períodos pós-cirúrgicos
- Perturbações vasculares
- Como estimulante das defesas orgânicas
- Como preventivo dos acidentes vasculares cerebrais
- Varizes, hemorróidas e dilatações venosas em geral
- Para a redução do cansaço e da falta de energia
- Nas dificuldades de aprendizado
- Na falta de memória

Minerais preciosos

O germânio e o selênio são dois microminerais fundamentais para a saúde, embora existam em quantidades ínfimas na dieta. O selênio trabalha como um potente antioxidante, combatendo a formação dos radicais livres, agindo também como um condutor de oxigênio, rejuvenescendo e revitalizando as células. Ao longo do tempo, o organismo perde parte da capacidade de obter e levar as quantidades adequadas de oxigênio a todas as células do corpo.

O alho é uma das melhores fontes de germânio, micromineral nobre disponível raramente nos alimentos, que tem sido altamente valorizado nas terapias ortomoleculares, como agente rejuvenescedor, anticancerígeno e estimulante da imunidade.

Tabela contendo um resumo das atividades biológicas e farmacológicas dos principais componentes do alho segundo o pesquisador, Professor Luiz Azar:

Composto possível	Atividade biológica
Aliina	hipotensor, hipoglicemiante
Ajoeno(ajocisteína)	prevenção de coágulos, antiinflamatório, vasodilatador, hipotensor, antibiótico
Alicina e tiossulfatos	antibiótica, antifúngica, antiviral
Alil mercaptano	Hipocolesterolemiante
S-alil cisteína e compostos gama glutâmico	hipocolesterolemiante, antioxidante, quimioprotetor frente ao câncer
Sulfeto dialil	Hipocolesterolemiante
Adenosina	vasodilatadora, hipotensora, miorelaxante
Ffructanos (escorodosa)	Cardioprotetora
Fração proteica F-4	imunoestimulante
Quercetina	antialergênica
Saponinas (gitonina F, eurobosído B)	hipotensora, antimicrobiana
Escordinina	hipotensora, aumenta a utilização de B1, antibacteriana
Selênio	antioxidante
Ácidos fenólicos	antiviral e antibacteriana
Saponinas	anticancerígena

CAPÍTULO V

O alho e os novos conceitos da medicina atual

Com a evolução dos conceitos e da filosofia da medicina e a difusão da medicina tradicional no mundo, com a valorização dos recursos da natureza na promoção da saúde (inclusive sob o estímulo da Organização Mundial de Saúde) e com o advento da medicina ortomolecular, diversos produtos naturais e alimentos estão sendo pesquisados e aplicados, tanto no tratamento como na prevenção das doenças. Assim surgiu o conceito de alimento funcional, ou *nutracêutico*.

Os alimentos funcionais, como o alho, atuam não exatamente como medicamentos combatendo os sintomas, mas resgatando a capacidade natural de cura do organismo.

Os alimentos funcionais são aqueles que fazem parte de um grupo de elite dos nutrientes. São assim classificados pelo FDA (Agência que controla os medicamentos e alimentos) dos Estados Unidos e pela Agência Nacional de Vigilância Sanitária (Anvisa) no Brasil os alimentos que, além de possuir nutrientes, contêm também componentes de ação protetora, medicinal, terapêutica e curativa especial. Neste grupo, além do alho, estão a cebola, a uva (suco e vinho), a soja, o tomate, o limão, o arroz integral, o abacaxi, o gengibre, o mamão, o açaí, o caju e as pimentas.

Os alimentos funcionais, como o alho, têm seu efeito medicinal explicado basicamente devido à sua ação antioxidante e a capacidade de combater os radicais livres, que são partículas desgarradas de oxigênio que viajam por todas as partes do corpo, "enferrujando-o" as células e envelhecendo precocemente os tecidos, atacando o DNA e atrapalhando as funções vitais. Os alimentos funcionais atuam, assim, não como medicamentos combatendo os sintomas, mas resgatando a capacidade natural de cura do organismo.

CAPÍTULO VI

Nos estudos científicos atuais, o alho é o campeão nas pesquisas

Principalmente com o advento da medicina ortomolecular (biomolecular) e com o surgimento do campo dos alimentos funcionais, o alho tornou-se um dos alimentos mais estudados nas últimas décadas, com mais de 1200 pesquisas farmacológicas. A maioria deles concentrou-se no papel do vegetal no combate a doenças cardiovasculares, câncer, e no formidável poder antibacteriano e antioxidante.

Também combate as infecções de vários tipos, inclusivamente provocadas por vírus, bactérias e fungos, reforça a imunidade, tem propriedades antioxidantes e pode baixar os níveis de colesterol.

Pesquisas recentes identificaram que o alho possui ainda diversas propriedades, dentre as quais se destacam, além das já citadas antimicrobianas, antineoplásicas (combate o câncer), como imunoestimulatórias e hipoglicemiantes (reduz o açúcar do sangue).

Pesquisas recentes revelam até que o alho estimula bom humor.

Em muitos casos, pode ter efeitos farmacológicos comparáveis aos de medicamentos convencionais.

Um antibiótico natural

O poder antibiótico do alho é atribuído principalmente à alicina, que atua na inibição e destruição de bactérias gram-negativas, causadoras de infecções e furunculoses. Funciona também como agente antiviral, combatendo, entre outros o vírus da gripe.

Não se explica ainda completamente como funcionam os compostos derivados do enxofre no organismo, mas os pesquisadores acreditam que eles atuem diretamente no núcleo dos vírus, impedindo sua proliferação. Assim, a alicina agiria contra bactérias e fungos como a *Candida albicans*, responsável pela candidíase (sapinho). Há uma tendência a se aceitar que os compostos derivados do enxofre, presentes no alho, têm efeito benéfico por fortalecerem o sistema imunológico, com o aumento do número de linfócitos T, uma das mais importantes células de defesa do organismo. Dessa forma, a proliferação dos microorganismos também ficaria inibida ou eliminada.

Um estudo norte-americano mostrou que uma diluição em série de extrato fresco de alho foi capaz de inibir o crescimento de 14 espécies de bactérias, entre as quais o *Stafilococcus aureus*, *Klebsiella peneumoniae* e *Escherichia coli*, bactérias potencialmente patogênicas (produtoras de doenças). O mesmo efeito ainda se obteve numa diluição 128 vezes menor. Uma solução de 5% preparada com alho fresco desidratado mostrou atividade bactericida contra *Salmonella typhimurium*. Acredita-se que este efeito antibiótico se deva à alicina, o componente chave da atividade antimicrobiana que também é responsável pelo odor característico do alho. Com o alho, os cientistas concluíram que é possível até mesmo destruir alguns germes resistentes aos antibióticos comuns.

O alho ainda é capaz de combater o *Helicobacter pylory*, embora seja considerado pela medicina convencional como agente capaz de causar dispepsia, gastrite, câncer gástrico e também úlceras gástricas e duodenais. Foi observado recentemente que 2g/L de extrato de alho inibe completamente o crescimento do *Heliobacter pylori*. Os autores concluíram que este efeito bactericida pode contribuir para prevenir a formação de câncer gástrico. Esta evidência foi comprovada num estudo epidemiológico efetuado na China, onde foi notado que o risco de câncer gástrico é 13 vezes menor em indivíduos que consomem 20g/dia de alho em relação àqueles que consomem menos que 1g/dia. Em outro estudo, na Itália, foi observada uma correlação negativa entre o consumo de alho e o risco de câncer gástrico.

Diversos estudos que apontam também para uma atividade antiviral e antifúngica do alho, daí a sua tradicional indicação para casos de resfriado, gripe, nas viroses em geral e nas micoses profundas.

Ainda de acordo com o estudo britânico, a alicina também seria apropriada no tratamento de infecções hospitalares.

Na China, há estudos recentes que mostram os efeitos do extrato injetável do dialil-sulfeto, um dos componentes do alho, contra o citomegalovírus e alguns outros tipos do vírus causadores do herpes.

Um remédio e um preventivo contra o câncer

Numerosos estudos sugerem que o alho bloqueia alterações celulares que podem causar o câncer – e pode destruir células cancerosas já formadas. Em um deles, foi demonstrado que a ingestão diária de pouco menos de um dente de alho reduziu o risco de câncer pela metade. Um estudo realizado como mulheres em Iowa, nos EUA, constatou que o risco de câncer de cólon entre as mulheres que comiam alho toda semana correspondia a 1/3 do risco entre aquelas que nunca comiam alho.

Estudos chineses sugerem que o alho pode reduzir em 12 vezes a incidência de câncer gástrico. Existem evidências laboratoriais de que o alho pode diminuir a incidência de cânceres de mama, pele e pulmão. Acredita-se que o trissulfeto de dialila presente no alho seja tão efetivo na destruição de células cancerosas quanto o 5-fluorouracil, uma droga quimioterápica.

> Entre outras ações anticancerígenas, o alho neutraliza moléculas perigosas denominadas radicais livres, que lesam o DNA, além dos produtos intermediários do processo de oxidação que contribui para o surgimento do câncer e do envelhecimento celular.

Em um relatório publicado pelo Instituto Ann Hsing, os cientistas declararam que vários estudos de casos em que as dietas de pacientes com câncer são comparadas com aquelas de pessoas saudáveis mostram uma ligação entre o consumo de alho e um menor risco de câncer de estômago, colo do útero, esôfago e mama.

Alguns estudos científicos:

O alho é usado em Israel no combate a tumores

Cientistas do Instituto Weizmann, de Israel, conseguiram destruir tumores usando uma substância tirada do alho. A explicação está no efeito antitumoral da alicina, que é um meio de defesa da planta que se forma apenas quando ela está sendo atacada por um parasito (ou quando o dente de alho é esmagado). Os cientistas já conheciam os efeitos tóxicos da alicina, capaz de matar micróbios e até células normais (mas quando comemos o alho cru a alicina se torna inofensiva). Os pesquisadores procuraram fazer o mesmo que a planta faz para defender-se: juntar a enzima alinase com aliína para formar a alicina dentro dos tecidos canceroso, de modo a destruir as células alteradas. Para isso, criaram um artefato (chamado de "míssil"), capaz de levar a alinase até a célula a ser atacada e, depois, injetar a aliína; ao se encontrarem na superfície da célula, formariam a alicina. O tal "míssil" é um anticorpo projetado para reconhecer apenas um alvo, receptores que ficam superfície da célula do tumor. Esses receptores são encontrados só em células cancerosas.

O estudo chamou muita atenção da comunidade científica mundial e foi publicado na revista especializada Molecular Cancer Therapeutics, *sob a autoria de Aharon Rabinkov, Talia Miron, Marina Mironchick, David Mirelman e Meir Wilchek. A técnica foi testada em camundongos que tinham tumores no estômago, mas tem potencial para ser usado contra outros tumores, ou mesmo micróbios. Basta haver receptores espe-*

cíficos que sirvam de alvo. Para os cientistas, o tratamento pode ser aplicado em casos graves e atuar impedindo que células do tumor migrem para outros pontos do organismo (metástase). Mesmo que os médicos não consigam determinar para quais pontos as células metastáticas migraram, a combinação anticorpo-aliinase-aliína as caçaria e destruiria em qualquer lugar do corpo", segundo os estudiosos.

Atualmente, o mesmo grupo está se concentrando no estudo da alicina. Os pesquisadores pretendem agora fazer novas pesquisas para investigar o potencial da terapia, examinando diversos outros tipos de tumores e as moléculas na superfície de suas células.

Estudo aponta que o alho pode reduzir chances de câncer de próstata

De acordo com um estudo publicado pelo Instituto Nacional do Câncer dos Estados Unidos, o alho e cebola podem ajudar a evitar o desenvolvimento de câncer de próstata. Segundo a pesquisa, o risco de homens que comem mais alho e cebola desenvolverem câncer de próstata é 50% menor que aqueles que quase não comem estes vegetais. O responsável pelos benefícios seriam os compostos sulfurosos contidos nesses alimentos. Foram examinadas as dietas de 230 homens com câncer de próstata e de outros 471 que não tinham a doença. Aqueles que comem mais de dez gramas de cebola, alho e cebolinha teriam menos chances de desenvolver a doença.

Jamie Bearse, da Coalizão Americana Contra o Câncer de Próstata, afirmou estar satisfeito com as provas da relação entre boa alimentação e prevenção da doença: "talvez isso estimule os homens a deixarem de lado o *fast food*, e a adotarem saladas com cebola e alho nas dietas".

Em pesquisas realizadas no Centro do Câncer da Universidade do Texas, nos Estados Unidos, extratos de alho mostraram capacidade de reduzir em até 75% – e em alguns casos chegou a impedir - a formação de câncer de cólon (intestino grosso) em ratos de laboratório que receberam doses extras de produtos considerados cancerígenos. Outras pesquisas realizadas em duas cidades chinesas indicaram que em uma delas, onde o hábito de comer alho era rotineiro, a incidência de câncer do aparelho digestivo (esôfago, estômago e intestinos) era dez vezes menor do que em sua vizinha, na qual o consumo desse alimento era muito pequeno.

Uma importante pesquisa realizada por uma equipe da Universidade da Carolina do Norte, mostra que as pessoas que regularmente comem alho cru ou cozido diminuem pela metade o risco de sofrerem de câncer de estômago, quando comparados aos que não comem alho. Essas pessoas também têm reduzido em dois terços os riscos de sofrerem de câncer do reto. O chefe da equipe, o professor Lenore Arab, afirma que pessoas que consomem alho regularmente se beneficiam de um efeito protetor.

Uma das explicações científicas para o efeito anticancerígeno do alho é baseada na descoberta da capacidade do bulbo de estimular a produção da enzima hepática glutationa S-transferase envolvida em processos de desintoxicação de muitos agentes cancerígenos.

Composto sulfurado com propriedade antineoplásica	**Atividade biológica**
ajoene	linfócitos, células colonicas, leucemia
alicina	linfóide
dialil sulfeto	próstata, leucócitos
dialil dissulfeto	pulmão, células colônicas, pele, próstata, mama
dialil trissulfeto	pulmão
s-alil cisteína	neuroblastoma, melanoma
s-alilmercaptocisteína	próstata, mama

Estimulante das defesas imunológicas

Muitas pesquisas concentram-se também nos componentes minerais do alho, entre eles os teores dos elementos zinco e selênio, ambos metais antioxidantes, envolvidos tanto direta quanto indiretamente no funcionamento do sistema imunológico. A medicina moderna tem identificado baixos níveis sangüíneos tanto de selênio quanto de zinco, em pacientes portadores de enfermidades como a AIDS, em que o sistema de defesa encontra-se gravemente debilitado. A terapêutica dietética recomendada para pacientes imunodeprimidos preconiza o consumo de alho, entre outros alimentos funcionais.

A propriedade estimulante do sistema de defesa (imunoestimulante) do alho está também relacionada à presença de substâncias encontradas no seu extrato (dialil-trisulfito e dialil-sulfito) que ativam as células de defesa de uma maneira geral, principalmente as células T e de citocinas produzidas por macrófagos. Neste sentido, estudos têm demonstrado que o alho atua estimulando tanto a imunidade humoral como a celular.

Uma notícia divulgada em 9/5/2005 pela Agência de Notícias d`AIDS, menciona que a ministra sul-africana de saúde, Tshabalala-Msimang, receita alho para o tratamento da doença. Ela rejeitou o programa da Organização Mundial de Saúde (OMS) que força os países a adotarem o uso dos medicamentos anti-retrovirais clássicos, afirmando: "Não serei pressionada a dar remédios retrovirais para 3 milhões de pessoas este ano. A OMS estabeleceu a meta por conta própria, sem nos consultar. Não vejo por que a África do Sul tenha que ser considerada bode expiatório. Além disso, não recebo relatórios sobre os pacientes que morrem pelos efeitos colaterais. Alho cru e casca de limão deixam a pele bonita e te protegem da doença".

Um protetor do coração e do sistema vascular

Como alimento funcional, está comprovado que o alho produz benefícios para o coração e os vasos sanguíneos. O consumo regular de alho reduz o nível do colesterol sanguíneo total e também possui atividade antioxidante, prevenindo aterosclerose. Um estudo canadense efetuado com homens moderadamente hipercolesterolêmicos (32 a 68 anos) mostrou que o consumo de 7,2 g/dia de extrato de alho durante meio ano reduz em 5,5% a pressão arterial sistólica, em 7,0% o colesterol sérico total e em 4,6% o colesterol de baixa densidade (LDL).

O compostos sulfurados presentes no óleo de alho reduzem o risco de arteriosclerose devido à sua ação redutora do colesterol e inibidora da agregação plaquetária.

A atividade redutora do colesterol do alho se deve à inibição de diversos passos enzimáticos da síntese hepática do colesterol e a um acréscimo na excreção de ácido biliar e de esteróis. Os componentes do alho alicina, alinina e S-alil sulfato possuem propriedades que inibem a agregação plaquetária, resultando na prevenção da aterosclerose e das doenças cardiovasculares.

Cientistas comprovam que em países onde há grande consumo de alho as taxas de doenças cardíacas tendem a ser muito baixas.

Estudos recentes nos Estados Unidos constataram que a taxa de agregação plaquetária em homens que consumiram o equivalente a seis dentes de alho fresco caiu de 10% a 58%. Vários cientistas e médicos acreditam que os componentes do alho podem ser tão efetivos quanto a aspirina para inibir a formação de coágulos sanguíneos.

O alho parece ter ação semelhante as dos medicamentos que inibem a produção de colesterol. Dezenas de estudos científicos sugerem que a ingestão diária de alho pode reduzir os níveis de colesterol de 9% a 12%.

Diversas evidências mostram que o alho é redutor de problemas cardiovasculares, pois reduz a coagulação do sangue, impedindo que as plaquetas se aglomerem e se agarrem às paredes das artérias; também se sabe que ele ajuda a baixar a tensão arterial, alargando os vasos sanguíneos e permitindo, assim, que o sangue circule mais livremente.

Um estudo realizado na Alemanha concluiu que 1 grama de alho consumido por dia reduz em 80% o volume da placa de aterosclerose nas artérias.

O alho melhora o fluxo sanguíneo em todo o corpo, e não apenas nas artérias coronárias, pois tem ação vasodilatadora – efeito de expansão dos vasos sanguíneos e conseqüente diminuição da pressão arterial, além de aumentar a flexibilidade das artérias.

Útil também no diabetes

Atualmente sabe-se que o alho possui propriedades hipoglicemiantes. O extrato de alho mediante seu componente sulfóxido S-alilciteína, reduziu significativamente a glicose sangüínea em estudos realizados no Japão. O mecanismo provável desta atuação se deve, ao menos em parte, ao estímulo à secreção de insulina pelas células beta do pâncreas.

O bioquímico David Mirelman, do Instituto Weizmann de Israel, chefe da equipe que realizou muitas pesquisas com a alicina no tratamento do câncer, apontado anteriormente, verificou também que a alicina é muito eficaz na prevenção da hipertensão, no tratamento de diabetes, na cura da diarréia, na redução do risco de ataques cardíacos. Os cientistas, em testes com ratos de laboratório, descobriram também que o alho impede que uma pessoa ganhe peso e, inclusive, poderia servir para emagrecer. Mirelman chama o alho de "medicamento maravilhoso" e afirma que está à altura da aspirina, descoberta há mais de um século, na prevenção de uma série de doenças.

Atualmente, o alho é utilizado em muitas clínicas e hospitais russos sob a forma de extratos voláteis que são vaporizados e inalados.

O eletrobiólogo russo, professor Gurwitch, descobriu que o alho emite um tipo de radiação ultravioleta que é mitogênica (estimula o crescimento e atividade celular), tendo um efeito rejuvenescedor em todas as funções corporais.

O Dr. Virtanen, finlandês vencedor do prêmio Nobel, descobriu na planta várias substâncias benéficas ao organismo.

Um preventivo para muitas outras doenças

Na prevenção de outras doenças, o alho também tem merecido destaque. Há alguns meses, um estudo efetuado em duas regiões distintas da China, uma que emprega o alho na culinária e outra que não o utiliza, mostrou que a região que usa regularmente o alho tem menores índices de morbidade e de mortalidade em relação à região que não utiliza o alho na alimentação.

Como a ciência hoje explica porque o clássico chá de alho funciona contra gripes e resfriados

O tradicional chazinho de alho ou a água de alho para tratar gripe, tosses e resfriados, antes tidos como recursos domésticos sem fundamento científico, hoje podem ser explicados à luz da ciência.

Depois de ingerido e assimilado pelos intestinos, o óleo contido no alho torna-se volátil e é conduzido pelo sangue aos pulmões.

Nessa região, as substâncias sulfatadas, em especial a alicina, destroem os microrganismos e ajudam a desobstruir as vias aéreas superiores enquanto fluidificam as secreções pulmonares, auxiliando na expectoração.

Médicos recomendam atualmente que fumantes ingiram cápsulas de óleo de alho, ou comam alho, para proteger o organismo contra os maus efeitos do cigarro e similares.

Cientistas do Garlic Centre em East Sussex, na Inglaterra, mostraram num estudo que pessoas que tomam uma pílula de alho por dia estão menos propensas a resfriados comuns. De acordo com a pesquisa, uma pílula de alho, tomada diariamente, ajudaria a reduzir em mais de 50% o risco de se contrair um resfriado. O diretor do Garlic Centre, Peter Josling, que chefiou a pesquisa, disse que a pílula de alho foi dada à metade dos 146 voluntários; a outra metade recebeu um placebo. Num prazo de 90 dias durante o período do inverno – quando os casos de gripe são mais freqüentes –, apenas 24 resfriados foram registrados entre os que tomaram a pílula de alho. No restante do grupo que tomou o placebo, 65 pessoas ficaram gripadas. Ainda de acordo com a pesquisa, os voluntários que receberam a pílula e pegaram a gripe tiveram uma recuperação mais rápida do que os que tomaram o placebo. Somente na Grã-Bretanha, há mais de 200 formas diferentes de vírus que causam a gripe.

Aviso importante: Cozinhar o alho inibe a formação de alicina e elimina algumas das outras substâncias terapêuticas.

Alho frito é mais eficaz contra os radicais livres

Sabe-se que para o alho produzir seus efeitos medicinais é necessário que a aliina se transforme em alicina, o que geralmente ocorre quando se morde ou amassa o alho. Sabe-se também que a alicina e diversos outros componentes do alho perdem seus efeitos com a exposição ao calor, cozimento etc. Mas há uma descoberta recente apontando que o alho frito tem maior capacidade de combater os radicais livres. A constatação foi feita pela nutricionista Yara Severino de Queiroz, durante seu trabalho de mestrado na Faculdade de Saúde Pública da Universidade de São Paulo (USP), por meio de experimentos *in vitro*. O objetivo do trabalho era determinar os compostos fenólicos totais, aqueles responsáveis pela ação antioxidante do alho *in natura* e em seus produtos comercializados. O alho frito foi o produto que apresentou melhor atividade antioxidante para todos os testes. A pesquisadora alerta que embora o alho frito tenha maior capacidade de combater os radicais livres e, assim, retardar o envelhecimento, o produto não deve ser consumido de forma exagerada, mas utilizado regularmente dentro de uma dieta saudável.

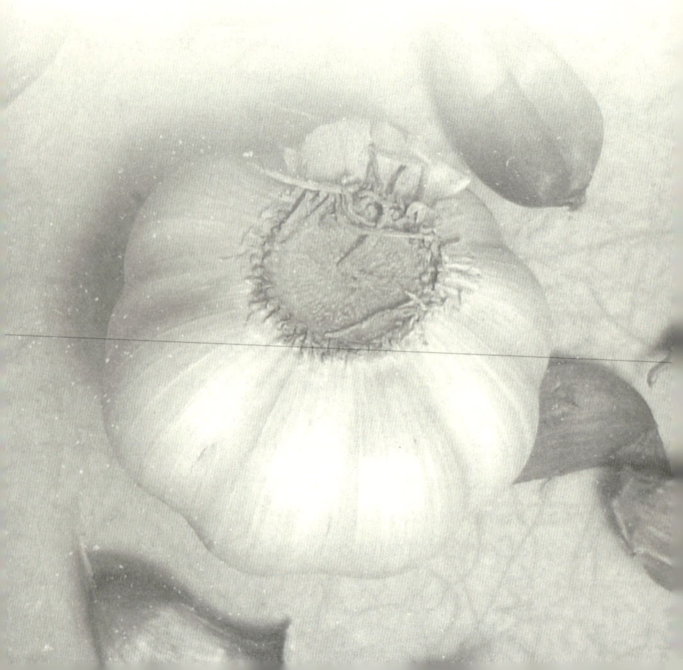

CAPÍTULO VII

Aplicações terapêuticas do alho na medicina popular e na tradicional

O alho é um dos produtos da natureza mais utilizados pela medicina doméstica e popular. São os seguintes os usos tradicionais do alho no Brasil por raizeiros, benzedeiros e donas de casa experientes:

- Cortes e machucados
- Diarréia
- Dor de garganta
- Dor de ouvido
- Infecções urinárias
- Picadas de insetos e aranhas
- Otites
- Pressão alta
- Resfriados e gripes
- Sinusite
- Terçol
- Tosse

Dicas da medicina popular

Gripes e resfriados

Usar o chá do alho, a maceração ou a tintura caseira:

- Chá – Ferver três dentes picados em três xícaras de água por cinco minutos. Tomar uma xícara três vezes ao dia contra os estados gripais, resfriados e problemas nos brônquios.
- Maceração – esmagar um ou dois dentes de alho dentro de um copo com água. Tomar um copo três vezes ao dia.
- Tintura – Moer uma xícara (café) de alho dentro de um recipiente contendo seis xícaras de álcool a 92 GL. Deixar em contato por 10 dias e coar. Tomar 10 gotas em meio copo de água três vezes ao dia.

Vermífugo

Comer três dentes de alho pela manhã em jejum durante sete dias ou esmagar um dente de alho em um copo de leite e tomar em jejum. Para crianças pode-se colocar um pouco de mel.

Dor de ouvido

Amassar um dente de alho em uma colher (sobremesa) de azeite morno. Pingar três gotas no ouvido e tampar com algodão.

Arteriosclerose

Durante a alimentação, comer três dentes de alho cru picado, três vezes por semana, durante três meses.

Pressão alta

Comer dois dentes de alho pela manhã ou tomar uma colher de chá da tintura em meio copo de água, três vezes ao dia.

Receita do remédio de alho de Jacques Serafini

Pegue meio dente de alho, picar bem com faca (não esmagar). Faça o suco de um limão com água (adoçe a gosto). Divida em pequenas porções (3 ou 4) o alho picado, coloque na boca (sem mastigar ou degustar), e tome logo de imediato (um gole ou 2) o suco do limão para engolir junto com o alho. Repita até terminar todo o alho picado. Ao final termine o suco do limão para aliviar a sensação que o alho deixa na garganta.

Efeitos verificados

1 Previne a gripe
2 Fortaleçe o organismo
3 Combate as dores de cabeça
4 Ativa o apetite.

Dica dos alquimistas para o uso do alho para evitar todas as doenças

O alho sempre foi considerado pelos místicos como uma planta especial. Os alquimistas costumavam deixar grandes quantidades de réstias de alho nos seus laboratórios, de modo a manter o ambiente livre de influências nefastas ou negativas. Além disso, o cheiro do alho afugenta insetos que poderiam eventualmente cair nos preparados espargíricos.

Dos alquimistas temos um preparado especial com alho e vinho para manter a saúde perfeita e era uma beberagem comum a eles, veja:

Basta escolher um bom vinho tinto seco ou rose suave e fervem uma concha cheia de alho picado, durante 10 minutos em fogo brando. Peneirar, deixar esfriar e colocar de volta na garrafa e arrolhar. Deixar curtir por 10 dias. Tomar uma xícara do preparado diariamente, antes de uma das refeições.

A tradição antiga aponta este hábito como uma forma de evitar todas as doenças e de curar muitas delas.

Aplicação interna

Na medicina popular e na medicina tradicional, o alho tem as seguintes indicações:

- Antigripal
- Antitussígeno
- Antiviral
- Carminativo (elimina gases)
- Estimulante
- Estomáquico (tonifica o estômago)
- Expectorante
- Febrífugo
- Hipotensor
- Laxante
- Vermífugo

Na medicina convencional, de um modo geral, o alho é indicado como auxiliar no tratamento de pressão arterial elevada, na redução dos níveis de colesterol e na prevenção da aterosclerose e de resfriados e outras doenças infecciosas. Além disso, como já foi mencionado anteriormente, o alho regula a gordura do sangue, equilibra a flora intestinal e a glicose sangüínea, com indicação para asma, bronquite, pneumonia. Sua ação farmacológica ajuda a desinfetar o organismo e a eliminar toxinas intestinais, expulsar vermes, tonificar e revitalizar pessoas enfraquecidas e convalescentes.

Ultimamente, recomenda-se que fumantes ingiram cápsulas de óleo de alho para proteger o organismo contra os efeitos nocivos do cigarro e similares.

Comer um ou dois dentes de alho por dia pode ajudar a prevenir resfriados, baixar o colesterol, inibir a coagulação do sangue nas artérias e reduzir o risco de doenças cardíacas e derrames.

Resumo e generalidades sobre a ação do alho no organismo, segundo a medicina natural

O bulbo é bom em dietas para diabéticos, pois ajuda a reduzir o excesso de glicose e açúcares no sangue, bem como protege os tecidos contra os radicais livres que fazem a doença piorar.

Um eficiente vermífugo: O uso regular do alho, ou o óleo em cápsulas, aumenta a resistência contra as infecções e é um vermífugo comprovado contra ancilóstomos, oxiúros, lombrigas, solitárias, amebas e giárdia.

Ação no aparelho digestivo: combate a formação de mucosidades no estômago. Contra diarréia e prisão de ventre, flatulência, processos infecciosos e agudos, cólicas, inflamações do intestino grosso e do reto, doenças hepáticas e biliares, disenteria amebiana, cólera, tifo e paratifo.

Ação no aparelho respiratório: Útil nas doenças das vias respiratórias: enfisema pulmonar, tuberculose, gangrena e asma pulmonar e bronquiectasias.

Nas doenças da circulação: Pressão alta, arteriosclerose coronariana, fraqueza dos músculos cardíacos. O uso regular na alimentação protege contra a arteriosclerose de vasos coronários e a debilidade dos músculos cardíacos. Reduz o colesterol ruim, e diminui o risco da formação de coágulos.

É um desintoxicante natural, pois contém muito enxofre, ajuda na desintoxicação da nicotina. Também contém germânio, que facilita a absorção de oxigênio pelas células. Favorece a assimilação e a distribuição das vitaminas no organismo, além de conter vitamina B6 (excelente para a memória) e selênio; facilita o aproveitamento da vitamina B1.

Tradicionalmente, o alho aumenta a capacidade do organismo de resistir ao frio e ao calor.

Para que o alho produza esses efeitos, ele deve ser amassado, picado ou mastigado cru. Basta consumir dois ou três dentes por dia nas refeições diárias.

Dicas para prevenir enfarto, derrames e doenças degenerativas em geral

Colocar I litro de azeite extra-virgem de boa qualidade num recipiente de 2 litros e encher de alho picado até a borda. A cada refeição, colocar uma colher (sopa) cheia desse preparado, misturado na comida.

Suplementos de alho

Existem numerosos produtos à base de alho no comércio, como cápsulas gelatinosas, comprimidos, pó em cápsulas, flocos, óleos comestíveis aromatizados etc. Como sempre podem ocorrer falsificações ou produtos de baixa qualidade, aconselhamos buscar empresas fornecedoras idôneas Estes suplementos podem ser encontrado nas farmácias comuns, farmácias de manipulação (de preferência), importadoras, casas do ramo de produtos naturais e até em bons e variados supermercados.

O famoso óleo de alho

O óleo de alho é considerado como anti-séptico intestinal e pulmonar, estimulante circulatório, diurético, hipotensor, purificador do sangue, reequilibrante glandular e vermífugo, o alho vem sendo usado há milênios tanto no oriente como no ocidente. É um suplemento alimentar rico em óleos essenciais que atua como auxiliar na prevenção de formação de placas de gordura nas artérias. É necessário adquirir marcas idôneas e tomar cuidado com falsificações. O óleo de alho autêntico apresenta odor de alho acentuado quando rompemos a sua cápsula.

Dose recomendada do suplemento de alho

Os médicos aconselham o consumo diário de 400 a 600 mg – ou mais para combater um resfriado ou uma gripe. Como manutenção da saúde, 500 mg/dia são uma boa dose. Deve-se procurar um suplemento padronizado que contenha 4 mil microgramas de "alicina potencial".

Como evitar o hálito de alho ao usar suplementos

O problema do alho fresco é o ardor e o sabor forte. Há pessoas que não suportam o cheiro do alho. Para isso, existem suplementos de alho com revestimento entérico que não produzem o hálito característico de alho, porque atravessam o estômago sem serem digeridos e são relativamente tão eficazes quanto o alho fresco.

Aplicações externas

Na medicina popular e doméstica, o alho tem vasta aplicação para uso externo. Entre as mais conhecidas temos:

Picadas de insetos – Colocar um pouco de alho amassado sobre elas.

Dores de dentes – Esmagar um dente de alho junto com cinza de borralho (ou farinha de trigo) e aplicar sobre o dente ou área dolorida.

Coceiras e pruridos – Queimar cascas e réstia de alho e aplicar sobre a área afetada. Serve também para tratar a sarna.

Calos – Cortar uma fina camada de alho e aplicar sobre o calo, prendendo com esparadrapo ou similar, pelo maior tempo possível, podendo-se renovar ao longo do dia.

Verrugas simples – O mesmo procedimento que para os calos. Procurar orientação médica caso o problema persista ou a lesão tenha aspecto suspeito.

Inflamações, infecções, feridas antigas – Aplicar o alho amassado e deixar secar. Pode-se repetir o procedimento várias vezes ao dia.

Frieiras e Pé-de-atleta – Amassar o alho e aplicar sobre as frieiras, expondo, de preferência, a área afetada ao sol. Se não puder expor ao sol, pode-se realizar a aplicação deixando-a secar, calçando meia e sapato em seguida, sem lavar.

Aplicação interna

Corrimento vaginal – Um procedimento popular antigo é amarrar um ou dois dentes de alho (descascados e muito levemente amassados – bastando um leve "crac" depois de retirada a casca). Numa gaze, formando uma bolsinha, presa por uma linha forte e limpa. Introduz-se essa bolsinha na vagina (não deve ser usado por virgens) mantendo-a por duas horas, antes de deitar, diariamente, para casos de corrimentos crônicos antigos. O ideal é sempre submeter-se ao acompanhamento médico para conhecer as causas do corrimento, mas para os casos cujas causas não são claras ou definidas, o procedimento costuma ser eficaz. Se arder demais, retirar e reaplicar um pouco mais tarde, até que o ardor desapareça, quando então a bolsa pode ser mantida por mais tempo se não incomodar.

Resumo dos benefícios do consumo regular de alho (cru) na quantidade mínima de 10 g/dia.
Aumenta a longevidade
Reduz os riscos de infarto
Favorece o bom funcionamento do sistema imunológico
Reduz a glicose sanguínea
Reduz o colesterol LDL (ruim)
Aumenta o colesterol HDL (bom)
Combate bactérias e vírus
Previne a aterosclerose
Previne o câncer

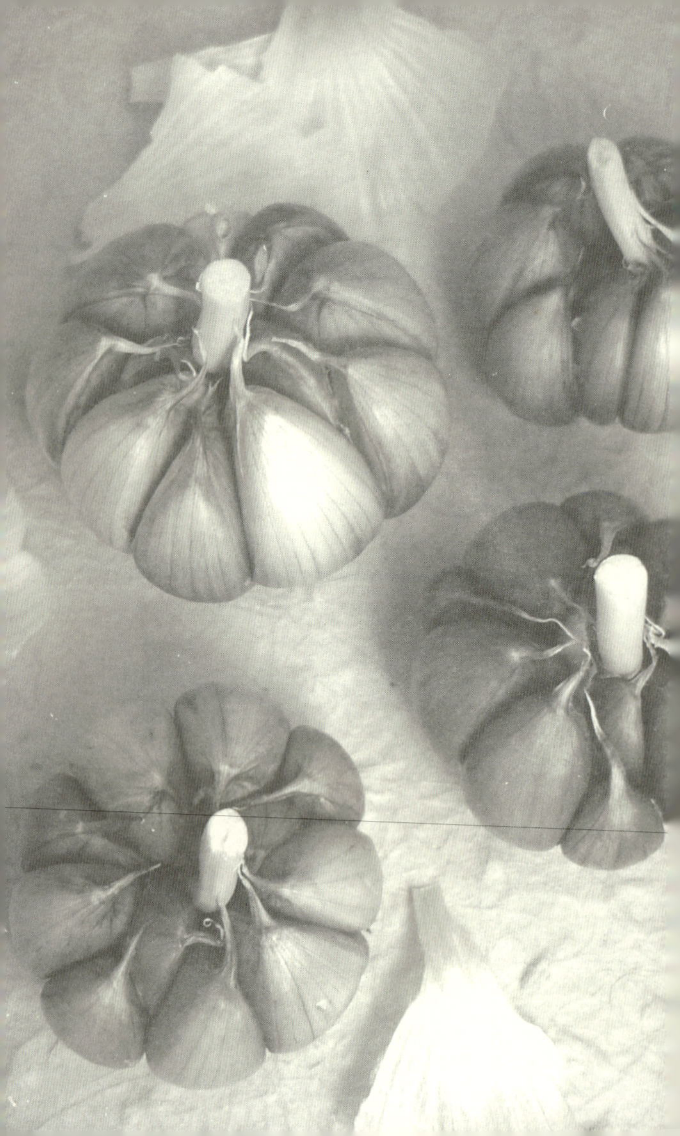

CAPÍTULO VIII

Quando não se deve usar o alho

Contra-indicações e cuidados

O alho não é tóxico, mas, como todo alimento ou remédio natural ativo, deve-se evitá-lo em grandes quantidades, muito continuamente e nos seguintes casos:

Por conter compostos sulfurados (à base de enxofre) e substâncias irritantes, é contra-indicado para pessoas com problemas crônicos de estômago, gastrites agudas e úlceras. Doses muito grandes (ou mesmo pequenas para as pessoas sensíveis) irritam o estômago e o fígado.

Pessoas sensíveis devem tomar maior cuidado com as doses e em situações de dores e, espasmos ou outros sintomas, devem procurar um médico.

Não é indicado para recém-nascidos e mães em amamentação, uma vez que pode provocar cólicas no ventre do lactente. Melhor preferir o alho cozido ou frito. Gestantes também podem ter cólicas e espasmos se comerem muito alho.

Não indicado para casos de dermatites, pois como é desintoxicante, pode piorar o quadro em alguns casos. Portadores de acne e moléstias de pele em geral, também devem ser cuidadosos. Os princípios ativos do alho saem pelos poros com o suor e irritam uma epiderme que já apresenta problemas. É necessário o acompanhamento médico.

Em doses muito elevadas, pode provocar dor de cabeça, de estômago, dos rins e até tonturas, vômitos e diarréia, além de mau hálito.

Pessoas com pressão muito baixa podem reduzi-la se consumirem alho. É necessário cuidado e observação, evitando-se os excessos.

Não indicado para pessoas que tenham hipersensibilidade ao óleo de alho. Algumas pessoas apresentam reação alérgica ao contato com o alho.

Dicas para diminuir ou eliminar o odor do alho na boca

O velho problema de quem aprecia o ardido e aromático bulbo é o hálito que ele provoca. Na verdade, o odor do hálito "de alho" devido à presença de partículas ou de resíduos do mesmo na boca produz apenas o hálito característico imediatamente ao consumo, durando não muito mais que meia hora, no máximo, tendendo a desaparecer. O principal efeito que mantém o odor (caso ele se mantenha) ocorre devido aos gases voláteis, ricos em alicina e compostos de enxofre, que são emanados no estômago durante a sua digestão e ascendem pelo esôfago à boca. Outro efeito que pode se somar ao anterior é que, ao ser digerido e assimilado, a alicina e os compostos sulfurosos ganham a circulação sanguínea e chegam aos pulmões, onde são expelidos e produzem assim o "bafo de alho", em muitas pessoas. Obviamente que este último efeito ocorre quando quantidades maiores de alho são consumidas.

Então o que fazer?

Durante uma refeição em que se esteja ingerindo alho cru, a dica básica é ingerir pequenas quantidades de azeite de oliva (na salada, por exemplo) e um suco ácido, pois tendem a neutralizar e diminuir o odor. Depois, assim que terminar a refeição, procure escovar os dentes e utilize anti-sépticos bucais aromáticos, sem esquecer a velha balinha de hortelã ou similares.

Para evitar o odor proveniente do alho no estômago, tome suco concentrado de maçã, ou mesmo coma duas maçãs, pois a fruta tende a reduzir as emanações dos gases do alho. O sumo fresco de maça é uma dica antiga e infalível para o mau hálito.

Para o caso de persistência do hálito de alho, provavelmente devido à presença dos componentes na respiração, o melhor é tomar um chá forte de hortelã ou menta, que disfarçam o problema e até ajudam a eliminar.

Em todos os casos, os anti-sépticos bucais aromáticos estão indicados e podem ser usados a cada hora; não por causa da capacidade de combater germes, mas pelo aroma perfumado que ajuda a reduzir o hálito carregado.

Para quem usa suplementos à base de alho, há produtos confeccionados com alho desodorizado, à disposição no comércio.

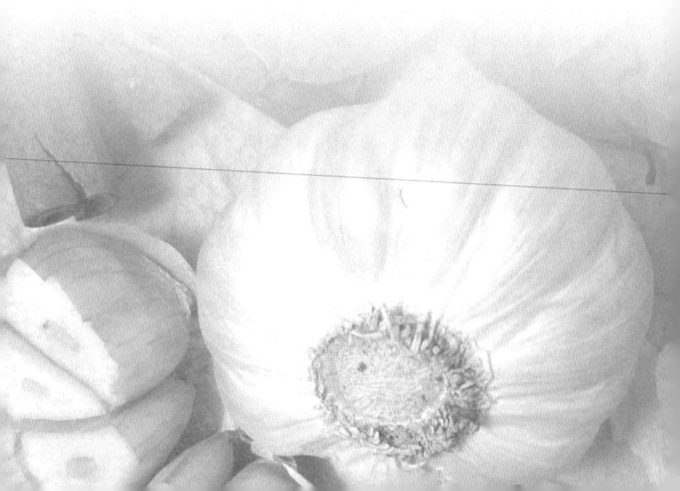

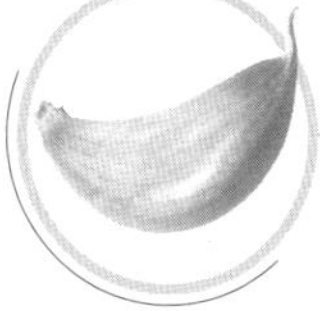

CAPÍTULO IX

Uso culinário

Um tempero universal delicioso

O alho não é exatamente um alimento; é mais usado como condimento, embora possa ser comido assado, frito ou cru em saladas etc. Nesta seção mostraremos receitas em que o alho é utilizado como tempero especial, já que ele normalmente está presente no preparo da maioria dos pratos salgados.

Dicas para o uso do alho na cozinha

Como descascar rapidamente o alho

A não ser que se deseje produzir alho picado, descascar o alho com uma faca, mesmo que pequena, é uma atividade trabalhosa e desnecessária. A dica é retirar grosseiramente os dentes de alho, simplesmente desfazendo-os da cabeça. Depois, com uma faca grande, ou espremedor de feijão, amassar cada dente de modo a destruir a casca, sem colocar muita pressão. A polpa do alho sai depois facilmente e separa-se imediatamente da casca com um leve manuseio dos dedos.

Como diminuir o odor

Para diminuir o odor do alho, pingue umas gotas de limão nos dentes de alho crus. Fervê-los também auxilia na redução do cheiro, porém, rouba nutrientes importantes.

Para eliminar o cheiro das mãos, esfregue-as com bagaço de limão, depois água corrente ou em colher de aço inox.

Outras dicas

Antes de aquecê-los ou fritá-los, reserve-os por 10 minutos. Isso diminui as perdas nutricionais causadas pelo calor.

Evite o alho industrializado, em temperos prontos, pois possuem excesso de sal. Utilize espremedores próprios que custam barato e garantem o sabor e propriedades benéficas.

O congelamento favorece as perdas nutricionais. Prefira adicionar o alho aos pratos após o descongelamento.

Para se obter um sabor suave de alho na comida, frite-o no óleo e depois o despreze. O sabor ficará impregnado no óleo, que pode ser usado em várias receitas.

Evite refogar o alho em excesso pois ele fica amargo.

Como comprar e conservar

O alho pode ser adquirido em cabeças, dentes soltos com cascas ou descascados. O ideal é comprar cabeças de alho ou réstias. As cabeças de alho devem ser firmes e cheias, e com a parte exterior intacta e sem manchas. Os dentes devem ser firmes, graúdos, unidos. Evite comprar cabeças de alho cujos dentes estejam soltos, brotados, moles, murchos ou com orifícios e manchas.

As réstias de alho são decorativas, mas não devem ficar muito tempo penduradas na cozinha, pois podem secar. É bom guardar o alho em lugar fresco ou frio, seco e levemente arejado. Se for mantido em locais úmidos e quentes, mofa rapidamente e murcha. Uma boa dica é armazenar a cabeça de alho inteira num recipiente de cerâmica com orifícios para ventilação. É possível armazená-lo por pouco mais de um mês, ou até mais se as condições do ambiente forem adequadas.

Outra forma de armazenamento é esmagar o alho e colocá-lo num vidro bem limpo e seco e mantê-lo fechado na geladeira.

Outra opção é guardar os dentes de alho inteiros, descascados, cobertos com azeite de oliva ou óleo de girassol. Para armazená-los sem que fiquem ressecados, coloque os dentes em um pote e cubra-os com azeite ou óleo de cozinha. Refrigere o óleo por até duas semanas. Além de conservar, é possível usar este óleo aromatizado no preparo dos alimentos e em saladas.

Não se deve congelar o alho, pois ele perde muito do seu sabor e propriedades. Ao congelar pratos, não os tempere, deixando para adicionar o alho no momento de descongelá-los.

Os dentes de alho podem ser usados inteiros, amassados, picados ou em lâminas, o que determinará a intensidade de aroma e sabor que se queira dar ao prato. Usando o dente inteiro obtém-se um toque ou sabor mais suave, pois ele fornece o sabor e pode ser retirado do preparado. O alho amassado (com espremedor) é a forma mais comum de esmagar o alho, que também pode ser amassado com a faca, socador de feijão etc.; é a forma de uso em que se obtém o efeito mais forte. Para picar o alho é necessário descascá-lo e cortá-lo em tiras finas, tanto no sentido do comprimento, quanto na largura.

Usando o alho-porro (poró ou francês)

Deve-se saber escolher bem o alho-poró. Em boas condições, as folhas são bem verdes e firmes, e a parte branca é recoberta por uma película brilhante e lisa. Pode ser comprado em peças ou em maço, dependendo do tamanho. Para ter uma idéia de quanto comprar, calcular dois alhos-porós médios por pessoa.

Conservar o alho-poró na gaveta da geladeira, depois de lavado e colocado em saco plástico. Em geral, deve ser usado no prazo de uma semana.

A parte mais aromática é a interna, de cor branca, ideal para sopas, gratinados, patês, tortas, yakissoba etc. Veja no próximo capítulo, algumas receitas deliciosas com o alho-poró.

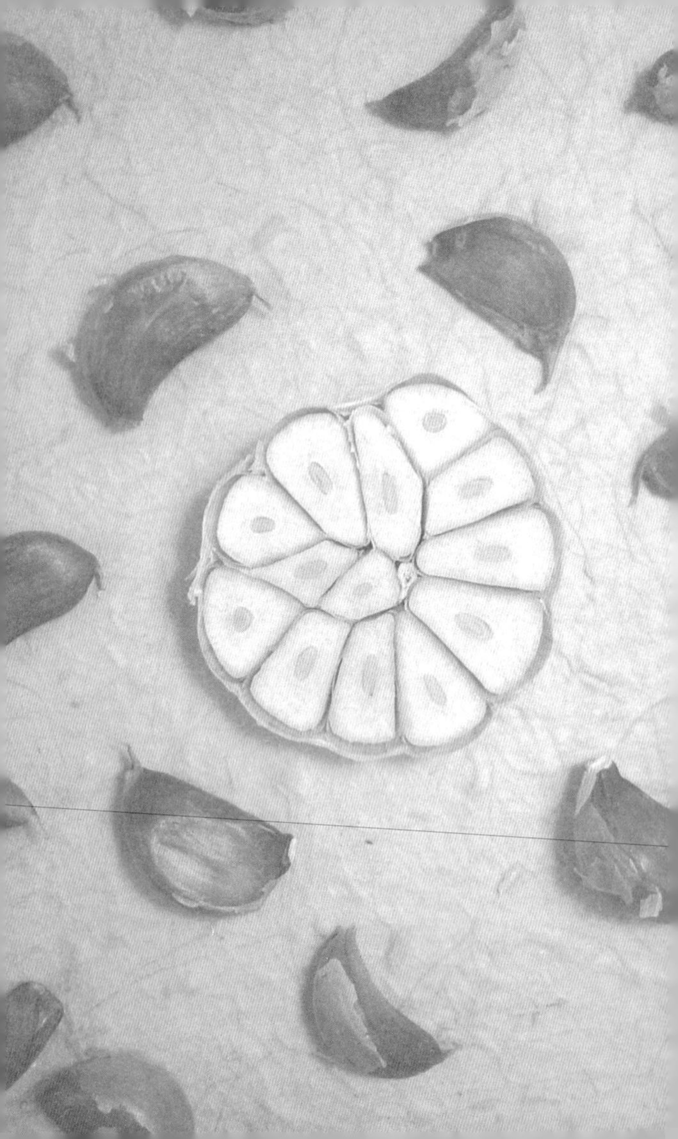

CAPÍTULO X

RECEITAS ESPECIAIS

Temperos com alho

O famoso e prático alho-sal caseiro

Existem temperos de alho já processados à disposição no mercado, mas o melhor é prepará-lo em casa, com sal marinho.

Receitas básicas de tempero de alho puro com sal ou com especiarias

Tempero básico de alho

Ingredientes

250 gramas de alho descascado
800 gramas de sal marinho

Preparo

Esmagar bem o alho utilizando pilão, máquina de moer carne ou, só em último caso, o liquidificador. Despejar o alho esmagado num recipiente, adicionar o sal e misturar bem. Colocar a pasta de alho em vidros lavados e enxutos. Tampar e colocar em lugar seco e arejado. Pode-se usar também 100 gramas de cebola, salsa e cebolinha, mas a quantidade de sal deve ser elevada para 1 quilograma.

Tempero de alho com ervas

Ingredientes

5 cabeças de alho
½ xícara (chá) de azeite
½ xícara (chá) de vinagre branco de boa qualidade
1 colher (sobremesa) de cominho em pó
1 colher (café) de pimenta-do-reino
1 colher (chá) de sementes de coentro moídas
3 folhas secas de louro picadas
½ maço médio de salsa
1 colher (sopa) de sal marinho

Preparo

Bater bem tudo no liquidificador e guardar em vidro esterilizado, na geladeira. É um tempero muito saboroso para múltiplos usos. Dura muito tempo.

Tempero de alho com cebola

Ingredientes

2 cabeças de alho
6 cebolas médias
1 pimentão verde picado e sem sementes
½ xícara (chá) de azeite
½ xícara (chá) de vinagre branco de boa qualidade
1 colher (sobremesa) de cominho em pó
3 folhas secas de louro picadas
1 colher (sopa) de sal marinho

Preparo

Bater bem tudo no liquidificador e guardar em vidro esterilizado, na geladeira. É um tempero muito saboroso para feijão, assados, e quaisquer outros pratos.

Pasta pura de alho e cebola para temperar

Ingredientes

250 g de alho descascado
100 g de cebola

Preparo

Passar os ingredientes em máquina de moer carne ou liquidificador até formar uma massa homogênea. Colocar em vidros lavados e enxutos, tampar e conservar na geladeira. É comum a mistura ficar esverdeada, mas isso não quer dizer que tenha estragado. Podem ser acrescidos à pasta salsa e cebolinha. Coloque o sal no momento do uso apenas.

O famoso vinhadalho

O vinhadalho é um tempero clássico, muito utilizado na Europa há séculos. Como o nome diz, trata-se de uma mistura de vinho, alho e especiarias, utilizado para amaciar carnes vermelhas e para assados ao forno. Para os vegetarianos, o vinhadalho pode ser usado para temperar e amaciar a carne de glúten (seitan), que adquire um sabor muito próximo à carne. Basicamente, o vinhadalho deve ficar em contato de véspera (no mínimo por seis horas) com o item a ser preparado, geralmente para ser assado.

Receita básica do vinhadalho clássico

Ingredientes

Vinho tinto seco
Caldo de limões
Alho moído
Folhas de louro
Manjerona seca
Pimenta-do-reino
Sal marinho

Preparo

A quantidade de temperos do vinhadalho é variável e depende do volume do item a ser temperado, ou do gosto do cozinheiro. Geralmente para cada 500 ml de vinho, colocar 1 cabeça de alho (descascado e amassado grosseiramente), o sumo de dois limões, 5 folhas de louro picadas, 1 colher (chá) de pimenta-do-reino, 1 colher (sobremesa) de manjerona seca e 1 colher rasa (sobremesa) de sal marinho. Calcular nessa mesma proporção para a necessidade de quantidades maiores. Basta misturar os ingredientes e deixar o item a ser preparado em contato num recipiente grande, na geladeira, até a hora de colocar no forno. Para assar, todo o conteúdo do vinhadalho é colocado junto com o assado.

Conserva básica de alho

Ingredientes

1 kg de alho descascado, 500 ml de vinho branco seco de qualidade, 2 colheres (sopa) de sal marinho

Preparo

Colocar o alho em água que acabou de ferver, deixando-o em contato durante um minuto (fogo desligado); escorrer e mergulhar imediatamente em água fria. Escorrer bem e colocar num frasco previamente esterilizado, fechando hermeticamente. Levar o vinho ao fogo com o sal e deixar ferver cerca de cinco minutos. Deixar esfriar e colocar o alho. Fechar o frasco e conservar durante algumas semanas antes de servir. Guardar em local fresco e ao abrigo da luz. Esta conserva torna os alhos macios e com um sabor mais adocicado. Podem ser utilizados nos pratos como alho fresco ou servidos sozinhos como aperitivo.

Conserva especial de alho

Ingredientes

½ dente de alho
½ litro de vinagre
½ copo de vinho branco
10 folhas de louro
10 cravos-da-índia
5 pedaços de canela
3 colheres (sopa) de açúcar branco
4 colheres (sopa) de azeite de oliva
3 colheres (sopa) de orégano seco
1 copo de água

Preparo

Colocar todos os ingredientes em uma panela com água e ferver. Quando levantar fervura, colocar o alho descascado. Deixar três minutos e desligar. Deixar esfriar e distribuir em um recipiente com tampa. Pode ser usada como tempero ou como complemento para outros pratos, principalmente assados.

Molho "quente" de alho

Ingredientes

2 colheres (sopa) de alho desidratado em pó
1 colher (sopa) de pimenta-caiena em pó
1 xícara (chá) de molho de tomate

½ xícara (chá) de vinagre branco
1 colher (chá) de cominho em pó
½ colher (sopa) de curry
1 tablete de caldo de legumes
1 colher (sobremesa) de açúcar branco
½ colher (chá) sal marinho

Preparo

Basta misturar todos os ingredientes, agitando bem. É um molho muito aromático a ser usado como molho de pimenta comum.

Entrada de alho assado ao molho de mostarda com mel

Ingredientes

Cabeças de alho grandes (quantas quiser, em geral duaspor pessoa), azeite extra virgem, mostarda amarela e mel puro

Preparo

Limpar (tirar a pele) bem as cabeças de alho, mantendo-as inteiras, sem soltar os dentes. Pingar azeite a gosto no meio da cabeça e envolver uma a uma com papel alumínio, vedando bem. Colocar numa forma refratária e levar ao forno alto por uma hora. Enquanto isso prepara o molho de mostarda: para cada colher de mostarda, colocar ½ colher de mel e misturar bem. Abrir as embalagens com o alho, dispô-los numa travessa e colocar o molho de mostarda por cima e servir. Os dentes de alho cozinham dentro da casca, tornando-se cremosos e saborosos, combinando muito bem com a mostarda. Servir com pães e torradas.

As famosas e deliciosas pastas (patês) de alho

Os patês de alho fazem sucesso atualmente e são fáceis de produzir, sendo excelentes para acompanhar torradas, pão, bolachinhas salgadas, saladas verdes, bisqüis, pão italiano, batatas fritas, canapés, saladas de legumes, macarrão, mandioca cozida etc. Também podem ser usadas para passar no pão e levar à churrasqueira ou ao forno elétrico.

A seguir algumas receitas deliciosas e variadas de pastas de alho:

Patê de alho (receita básica)

Ingredientes

3 dentes de alho grandes
2 xícaras (chá) de leite bem gelado
Pimenta-do-reino
Azeite de oliva
Sal a gosto

Preparo

Colocar o leite, o alho, o sal e a pimenta no liquidificador. Bater bem e em seguida despejar aos poucos o azeite até dar o ponto de maionese. Guardar na geladeira.

Patê de alho com ricota defumada

Ingredientes

2 dúzias de dentes médios de alho

200 g de ricota, defumada ou comum

3 xícaras (chá) de leite desnatado

½ xícara (chá) de água

10 colheres (chá) de gelatina de alga agar-agar em pó, sem sabor

Preparo

Colocar a gelatina na água, mexer bem e leve para dissolver em banho-maria. Cozinhar o alho descascado em duas xícaras de leite por dez minutos. Escorrer e bater no liquidificador com a outra xícara de leite, a ricota e a gelatina dissolvida. Colocar tudo numa fôrma untada com óleo e levar à geladeira. Quando estiver firme, desenforme e sirva com torradas ou acompanhando saladas.

Patê de alho oriental

Ingredientes

1 pimentão vermelho médio sem sementes e picado

3 dentes de alho picado

½ xícara (chá) de amendoim

1 colher (chá) de pimenta-do-reino moída

1 colher (sopa) de suco de limão

Sal a gosto

Preparo

Bater todos os ingredientes no liquidificador até obter uma pasta. Ajustar o sal e o suco de limão se necessário. Levar à geladeira.

A quantidade de pimenta e suco de limão pode ser aumentada ou diminuída a gosto. Servir gelado com torradas, legumes grelhados ou outros pratos.

Maionese *light* de alho

Ingredientes

3 colheres (sopa) cheias de alho amassado (pedacinhos pequenos)

600 gramas de maionese *light*

300 gramas de creme de leite desnatado

1 colher (sopa) cebola desidratada

Cheiro-verde a gosto

1 colher (sobremesa) orégano seco

Preparo

Colocar a maionese e o creme de leite em um recipiente. Adicionar o alho, a cebola desidratada, o cheiro-verde e o orégano. Misturar bem os ingredientes. Acrescentar mais creme de leite caso a mistura fique com gosto muito forte. Conservar na geladeira.

Patê de alho com requeijão

Ingredientes

300 g de maionese
300 g de requeijão
10 dentes de alho
Sal a gosto

Preparo

Bater no liquidificador a maionese com o alho, em seguida misturar o requeijão. Levar à geladeira e servir acompanhando bolachas, saladas, confeccionar canapés etc.

Patê de alho especial (I)

Ingredientes

4 dentes médios de alho
1 xícara (chá) de leite
4 colheres (sopa) de vinagre de maçã
2 xícaras (chá) de azeite de oliva
1 colher (café) de sal

Preparo

Bater todos os ingredientes no liquidificador, menos o azeite. Ir acrescentando o azeite em fio fino e continuar batendo até que a mistura comece a virar um creme. Quando o azeite começar a ficar parado em cima do creme, desligar o liquidificador e mexer com uma colher, acrescentar mais três colheres (sopa) de azeite e bater por mais três minutos. Está pronto para servir.

Patê de alho especial (II)

Ingredientes

2 dentes de alho
1 colher (chá) de sal marinho
½ colher (chá) de açúcar
Orégano a gosto
5 colheres (sopa) de azeite extra virgem
300 g de maionese *light*

Preparo

Amassar o alho junto com o sal e o açúcar. Colocar a maionese num recipiente e acrescentar a massa de alho/sal/açúcar, o azeite e o orégano. Mexer até que esteja bem homogêneo. Servir com torradas, bolachas, pão ou assado.

Patê de alho especial com gorgonzola

Ingredientes

4 dentes médios de alho
50 g de queijo gorgonzola
1 xícara (chá) de leite
4 colheres (sopa) de vinagre de maçã
2 xícaras de azeite de oliva
1 colher (café) de sal

Preparo

Bater todos os ingredientes no liquidificador, menos o azeite. Ir acrescentando o azeite em fio fino e continuar batendo até que a mistura comece a virar um creme. Quando o azeite começar a ficar parado em cima do creme, desligar o liquidificador e mexer com uma colher, acrescentar mais três colheres (sopa) de azeite e bater por mais três minutos. Está pronto para servir.

Patê de alho especial com manjericão

Ingredientes

4 dentes de alho médios
1 xícara (chá) de manjericão fresco
1 xícara (chá) de leite
4 colheres (sopa) de vinagre de maçã
2 xícaras (chá) de azeite de oliva
1 colher (café) de sal

Preparo

Bater todos os ingredientes no liquidificador, menos o azeite. Ir acrescentando o azeite em fio fino e continuar batendo até que a mistura comece a virar um creme. Quando o azeite começar a ficar parado em cima do creme, desligar o liquidificador e mexer com uma colher, acrescentar mais três colheres (sopa) de azeite e bater por mais três minutos. Está pronto para servir.

Patê de alho especial com azeitona verde

Ingredientes

4 dentes médios de alho

1 xícara (chá) de azeitonas verdes (sem caroço) picadas

1 xícara (chá) de leite

4 colheres (sopa) de vinagre de maçã

2 xícaras (chá) de azeite de oliva

1 colher (café) de sal

Preparo

Bater todos os ingredientes no liquidificador, menos o azeite. Ir acrescentando o azeite em fio fino e continuar batendo até que a mistura comece a virar um creme. Quando o azeite começar a ficar parado em cima do creme, desligar o liquidificador e mexer com uma colher, acrescentar mais três colheres (sopa) de azeite e bater por mais três minutos. Está pronto para servir.

Patê de alho especial com azeitona preta e alcaparras

Ingredientes

4 dentes médios de alho

1 xícara (chá) de azeitonas pretas (sem caroço) picadas

1 colher (sopa) de alcaparras

1 xícara (chá) de leite

4 colheres (sopa) de vinagre de maçã
2 xícaras (chá) de azeite de oliva
1 colher (café) de sal

Preparo

Bater todos os ingredientes no liquidificador, menos o azeite. Ir acrescentando o azeite em fio fino e continuar batendo até que a mistura comece a virar um creme. Quando o azeite começar a ficar parado em cima do creme, desligar o liquidificador e mexer com uma colher, acrescentar mais três colheres (sopa) de azeite e bater por mais três minutos. Está pronto para servir.

Patê de tofu com alho

Ingredientes

300 g de tofu fresco
6 dentes de alho
3 colheres (sopa) de azeite de oliva
1 colher (chá) de pimenta-do-reino
1 colher (sopa) de orégano seco
Sal a gosto

Preparo

Amassar o alho e colocar num processador, acrescentando o restante dos ingredientes. Bater bem. Servir em seguida como canapé ou acompanhando torradas, sanduíches, saladas etc.

Variação

Usar flocos de alho seco no lugar do alho fresco. Quantidade:

1 xícara (chá) de flocos. Colocar os flocos de alho em meia xícara de água quente por 15 minutos. Usar os mesmos ingredientes e o mesmo procedimento.

Patê de alho especial com pimentão

Ingredientes

4 dentes médios de alho
1 xícara (chá) de pimentão picado
1 xícara (chá) de leite
4 colheres (sopa) de vinagre de maçã
2 xícaras (chá) de azeite de oliva
1 colher (café) de sal

Preparo

Bater todos os ingredientes no liquidificador, menos o azeite. Ir acrescentando o azeite em fio fino e continuar batendo até que a mistura comece a virar um creme. Quando o azeite começar a ficar parado em cima do creme, desligar o liquidificador e mexer com uma colher, acrescentar mais três colheres (sopa) de azeite e bater por mais três minutos. Está pronto para servir.

Pasta de alho especial com cheiro-verde

Ingredientes

4 dentes médios de alho
2 xícaras (chá) de cheiro-verde fresco picado
1 xícara (chá) de leite
4 colheres (sopa) de vinagre de maçã
2 xícaras (chá) de azeite de oliva
1 colher (café) de sal

Preparo

Bater todos os ingredientes no liquidificador, menos o azeite. Ir acrescentando o azeite em fio fino e continuar batendo até que a mistura comece a virar um creme. Quando o azeite começar a ficar parado em cima do creme, desligar o liquidificador e mexer com uma colher, acrescentar mais três colheres (sopa) de azeite e bater por mais três minutos. Está pronto para servir.

Maionese especial de alho com cebola

Ingredientes

4 dentes médios de alho
1 xícara (chá) de cebola picada
1 xícara (chá) de leite
4 colheres (sopa) de vinagre de maçã
2 xícaras (chá) de azeite de oliva
1 colher (café) de sal

Preparo

Bater todos os ingredientes no liquidificador, menos o azeite. Ir acrescentando o azeite em fio fino e continuar batendo até que a mistura comece a virar um creme. Quando o azeite começar a ficar parado em cima do creme, desligar o liquidificador e mexer com uma colher, acrescentar mais três colheres (sopa) de azeite e bater por mais uns três minutos. Está pronto para servir.

Patê de alho com ricota

Ingredientes

½ pacote de ricota fresca desmanchada
1 caixinha de creme de leite
6 dentes de alho
3 colheres (sopa) de azeite de oliva
1 colher (sopa) de cebola cortada
Sal a gosto

Preparo

Colocar os flocos de alho em meia xícara de água quente por 15 minutos. Colocar os ingredientes num *mixer* para patês, ou no copo do liquidificador. Bater ou mexer até se homogeneizarem. Servir em seguida.

Variação

Usar flocos de alho seco no lugar do alho fresco. Quantidade: 1 xícara de flocos. Colocar os flocos de alho em meia xícara de água quente por 15 minutos. Usar os mesmos ingredientes e o mesmo procedimento.

Creme de alho espanhol

Ingredientes

10 dentes de alho picados
1 xícara (chá) de leite gelado
2 xícaras (chá) de azeite de oliva extra virgem
1 colher (sopa) de açúcar branco
1 colher (sobremesa) de mostarda

Preparo

Bater no liquidificador: o alho, o leite e a mostarda por três minutos. Juntar aos poucos o azeite até obter o ponto de creme firme. Levar para gelar. Servir com torradas e usar como recheio ou complemento de molhos.

Conservas e antepastos

Antepasto italiano de beringela com alho

Ingredientes

6 dentes de alho
3 beringelas grandes
½ xícara (chá) azeite
½ xícara (chá) de vinagre
1 pimentão vermelho
1 cebola grande
1 colher (sobremesa) de orégano seco
1 colher (sobremesa) de alecrim fresco
½ xícara (chá) de manjericão fresco picado

½ xícara (chá) de salsa fresca picada
½ xícara (chá) de cebolinha fresca picada
1 tomate
Sal a gosto

Preparo

Cortar as beringelas em tirinhas ou cubos, salpicar com duas colheres de sopa de sal. Colocar em uma travessa com um prato em cima para fazer peso e a beringela sorar; escorrer a água de hora em hora por mais ou menos quatro horas. Levar ao forno misturada com os demais ingredientes, todos picados da mesma forma que a beringela, ou grosseiramente. Não é necessário acrescentar sal. Manter no forno (médio) por 45 minutos, retirar, misturar e voltar ao mesmo forno por mais dez minutos. Retirar do forno e provar. Acrescentar mais vinagre e azeite se quiser. Acondicionar em vidros esterilizados para conservar.

Conserva de beringela ao alho

Ingredientes

4 beringelas grandes descascadas
10 dentes de alho picadinhos
2 colheres (sopa) de azeite de oliva
2 colheres (sopa) de orégano
Sal a gosto

Preparo

Cortar as beringelas em pequenas fatias e temperar com sal. Esquentar o óleo em uma frigideira e ir colocando os pedaços de beringela. Quando começar a murchar, retirar da frigideira e colocar em papel absorvente. Fritar toda a beringela e arrumar em camadas em um vidro grande, juntando o alho, o orégano e bastante azeite, até que todos os ingredientes terminem. Tampar o vidro e deixar curtir por dois dias na geladeira. Servir como aperitivo com torradas.

Alho dourado

Ingredientes

1 kg de alho descascado e picado
Óleo de girassol

Preparo

Colocar o alho no processador de alimentos apenas para triturar muito ligeiramente, deixando-o em pequenos pedaços. Na falta de um processador, picar os dentes de alho com uma faquinha afiada, em pequenos pedaços. Colocar o óleo para a fritura numa panela pequena e após o óleo quente, em fogo médio, ir colocando o alho em pequenas porções, para não encher demais a panela. Quando o alho estiver começando a dourar, retirar com uma escumadeira, escorrendo bem, colocando numa peneira de metal para escorrer o resto do óleo. Depois transferir as porções de alho para papel absorvente para secar. Guardar o alho em vasilha plástica bem tampada, na geladeira. O tempo de duração é longo, superior a dois meses. Fica sempre gostoso e suave. Pode ser usado para ornamentar e aromatizar pratos prontos ou mesmo em preparo.

Pães

Pão de alho (receita básica)

Ingredientes

4 colheres (sopa) de manteiga derretida
4 dentes de alho amassados e bem picados
1 colher (chá) de orégano seco
8 fatias de pão francês

Preparo

Misturar o alho e o orégano com a manteiga. Passar em cada fatia de pão e levar para assar em forno pré-aquecido bem quente por cerca de cinco minutos ou até que cada fatia esteja levemente tostada e crocante. Excelente como um acompanhamento no lanche.

Variação

Ervas como cebolinha ou salsinha podem ser usadas. Servir quente como acompanhamento com sopas ou frio, em fatias, como canapé.

Pão especial de alho na brasa

Ingredientes

1 cabeça de alho
100 g (ou mais) de manteiga com sal
½ maço de salsa
2 colheres (sopa) de orégano seco
½ xícara (chá) de azeite de oliva extra virgem
Fatias de pão amanhecido

Preparo

Bater todos os ingredientes no multiprocessador ou liquidificador. Passar a pasta que se formou nas fatias de pão e as enfiar em um espeto de churrasco levando-as à churrasqueira até ficarem torradas. Esta receita também pode ser feita no forno comum.

Pão integral de alho

Ingredientes

6 xícaras (chá) de farinha de trigo integral fina
1 colher (chá) de sal marinho
1 colher (sopa) de açúcar mascavo
1 colher (sopa) de fermento biológico em pó
1 cabeça de alho picado
½ xícara (chá) de óleo vegetal
2 ½ xícaras (chá) de água
1 gema de ovo

Preparo

Fritar o alho no óleo e reservar. Misturar bem o fermento com a farinha de trigo, adicionar o sal e o açúcar. Colocar o alho frito e trabalhar a massa adicionando a água. Sovar bem. Deixar crescer em local aquecido, até dobrar de volume. Formar os pães e colocá-los em fôrmas untadas e enfarinhadas. Deixar crescer novamente e pincelar a gema batida. Levar para assar em forno médio pré-aquecido por 40 minutos.

Rendimento: 15 porções

Pão integral de alho e azeitonas

Ingredientes

5 copos de farinha de trigo integral fina

1 colher (sopa) de fermento de padeiro em pó

5 dentes de alho picados em pedacinhos bem pequenos

1 ovo

3 colheres (sopa) de iogurte

20 azeitonas pretas (ou verdes, se quiser)

1 colher (sopa) de sementes de linhaça

2 colheres (sopa) de sementes de papoula

1 copo de leite

50 ml de óleo

1 pitada de sal

1 colher (sobremesa) de açúcar

Preparo

Dissolver o fermento e o açúcar num copo de leite morno. Misturar o iogurte, o óleo, o ovo, a farinha e o sal e adicionar à mistura do fermento com o açúcar e o leite. Amassar bem. Cobrir a massa com um pano e deixar levedar durante 40 minutos. Adicionar depois o alho, as azeitonas descaroçadas e cortadas em rodelas, as sementes de linhaça e as sementes de papoula. Untar uma forma retangular com óleo e colocar dentro a massa. Levar ao forno pré-aquecido a 175°C por 25 minutos. Evitar comer quente demais.

Massas

Brócolis ao alho e óleo (convencional)

Ingredientes

1 maço de brócolis pequeno limpo e aferventado
3 dentes de alho picado
3 colheres (sopa) de azeite de oliva
Sal a gosto

Preparo

É uma receita muito simples. Basta aquecer o azeite em uma panela ou frigideira grande, juntar o alho picado e deixar que dourem ligeiramente. Acrescentar o brócolis e refogar por alguns minutos, temperando com sal a gosto. Servir quente.

Alho assado com molho de tomate

Ingredientes

3 cabeças grandes de alho por pessoa
Azeite de oliva
Molho de tomate
Sal a gosto

Preparo

Limpar bem as cabeças de alho, mantendo-as inteiras, sem soltar os dentes. Pingar azeite a gosto no meio da cabeça e envolver uma a uma com papel alumínio, vedando bem. Colocar numa forma refratária e levar ao forno quente por uma hora. Abrir as embalagens com o alho, dispô-los numa travessa e colocar 3 colheres (sopa) de molho de tomate aquecido por cima de cada um e servir. Os dentes de alho cozinham dentro da casca, tornando-se cremosos e saborosos, combinando muito bem com o tomate. Servir com pães e torradas.

Macarrão alho e óleo clássico

Ingredientes

500 g de espaguete (ou outra massa de sua preferência)
1 saquinho de alho granulado
3 dentes de alho grandes
100 g de manteiga
1 colher (sopa) de azeite extra virgem

1 folha de louro
1 colher (café) de gengibre em pó
1 pitada de pimenta-do-reino
Sal marinho

Preparo

Picar o alho em pedaços bem pequenos. Ferver três litros de água e colocar o espaguete. Enquanto ele é fervido, numa panela coloque o azeite e a manteiga; doure o alho levemente e acrescente o louro bem picado, colocando o alho granulado e o gengibre no final. Acrescentar o espaguete e misturar tudo. Colocar o sal e a pimenta em pó. Servir imediatamente.

Dica (segredo italiano): nos pratos em que o espaguete será servido, passe antes um dente de alho no fundo, isso confere aroma e sabor especial. Isto é feito em muitos restaurantes especializados.

Espaguete ao alho, óleo e pimenta

Ingredientes

400 g de espaguete fino (spaguetini)
10 dentes de alho
½ xícara (chá) de azeite de oliva extra virgem
3 pimentas vermelhas dedo-de-moça frescas fatiadas
Sal a gosto

Preparo

Colocar o espaguete para cozinhar em bastante água com uma pitada de sal. Nesse ínterim, colocar em uma frigideira grande o azeite para aquecer, junte três dentes de alho inteiros com a casca e sete dentes de alho descascados e divididos na metade. Adicionar a pimenta e deixar fritar sem que o alho torre. Escorrer o espaguete na textura de preferência, colocar na frigideira com o alho e deixar no fogo por alguns minutos. Adicionar o sal e servir.

Espaguete de alho e óleo bem temperado

Ingredientes

320 g de espaguete
½ xícara (chá) de azeite de oliva
10 dentes de alho
2 pimentas vermelhas dedo-de-moça fatiadas
1 pitada de pimenta-do-reino
Sal a gosto

Preparo

Colocar o espaguete para cozinhar em bastante água com sal. Nesse ínterim, em uma frigideira grande, aquecer o azeite e colocar cinco dentes de alho inteiros com a casca e cinco dentes de alho descascados e divididos na metade. Adicionar a pimenta e deixar por alguns minutos. Escorrer o espaguete quando estiver *al dente*, colocar na frigideira com o alho e deixar no fogo por alguns minutos. Corrigir o sal, borrifar a pimenta do reino e servir quente.

Macarrão campestre (ao alho)

Ingredientes

1 kg de macarrão do tipo *rigatoni*
6 dentes de alho amassados
6 bolas de mussarela de búfala fatiadas
2 kg de tomate maduro
1 xícara (chá) de manjericão fresco
2 colheres (sopa) de manteiga
1 xícara (chá) azeitona sem caroços
½ xícara (chá) de azeite de oliva
2 colheres (sopa) de alcaparras
4 colheres (sopa) de queijo parmesão ralado
2 colheres (chá) de orégano
5 folhas de louro
Pimenta-do-reino a gosto
Sal a gosto

Preparo

Cortar os tomates em pedaços pequenos e temperar com sal. Dourar o alho no azeite numa frigideira grande, acrescentar a manteiga, o louro, o orégano e os tomates. Amassar a mistura com um garfo e cozinhar, em fogo médio, por 15 minutos, mexendo sempre para não grudar. Juntar as alcaparras e as azeitonas. Reservar. Cozinhar o macarrão, escorrer e acrescentar o molho. Polvilhar com manjericão e o queijo parmesão.

Rendimento: 10 porções

Molho toscano para macarrão com alho

Ingredientes

½ xícara (chá) de azeite de oliva
6 dentes de alho em fatias finas
1 colher (sopa) orégano seco
200 g de molho de tomate
3 tomates médios em fatias
1 colher (café) de pimenta-do-reino em pó
1 colher (chá) de noz-moscada ralada
1 xícara (chá) de água
Sal a gosto

Preparo

Dourar o alho com o azeite. Acrescentar o molho de tomate, frigindo bem e o restante dos ingredientes. Deixar apurar por cinco minutos. Pode-se usar imediatamente ou guardar na geladeira para colocar no macarrão.

Rendimento: 6 porções

Espaguete ao creme de alho

Ingredientes

500 g de espaguete
6 dentes de alho
½ lata de creme de leite
1 tablete de caldo de legumes
2 colheres (sopa) de queijo ralado
1 colher (café) rasa de pimenta-do-reino em pó
Sal a gosto

Preparo

Colocar o creme de leite numa panela e acrescentar o alho descascado e cortado em fatias, juntamente com o caldo de legumes, a pimenta e o sal, cozinhando por 10 minutos em fogo baixo. Ferver água e colocar o espaguete, até que fique *ao dente*. Coar o molho e misturar ao macarrão. Servir com o queijo ralado salpicado.

Macarrão alho e óleo com beringela

Ingredientes

Macarrão (espaguete, espaguetini, talharim ou linguine)

2 beringelas médias picadas não muito finas

5 dentes de alho picados

1 cebola média picada

3 xícaras (chá) de salsa fresca

2 xícaras (chá) de manjericão fresco

Azeite de oliva extra virgem

Sal a gosto

Pimenta do reino a gosto

Dica: A quantidade de macarrão depende do número de pessoas. A quantidade de tempero mostrada nesta receita é ideal para cerca de três pessoas; para quantidades maiores de macarrão, caso necessário, aumente proporcionalmente a quantidade de temperos.

Preparo

Cozinhar o macarrão de sua escolha em água abundante e depois escorrer bem. Enquanto o macarrão cozinha, coloque numa frigideira o azeite para aquecer, acrescentando em seguida o alho picado e a cebola picada até dourarem. Acrescentar a beringela e os demais temperos, misturar tudo em fogo alto; colocar o macarrão e deixar frigir levemente, mas por pouco tempo para não cozinhar demais. Temperar com sal, pimenta e a salsa. Servir imediatamente.

Fuzile amaro (com alho e jiló)

Ingredientes

500 g de macarrão tipo *fuzile*
200 g de jiló picado bem fino
6 dentes de alho picados
1 cebola média picada
3 xícaras (chá) de salsa fresca
2 xícaras (chá) de manjericão fresco
Azeite de oliva extra virgem
Sal a gosto
Pimenta do reino a gosto

Dica: A quantidade de tempero mostrada nesta receita é ideal para cerca de três pessoas; para quantidades maiores de macarrão, caso necessário, aumentar proporcionalmente a quantidade de temperos.

Preparo

Cozinhar o macarrão em água abundante e depois escorrer bem. Enquanto o macarrão cozinha, coloque numa frigideira o azeite para aquecer, acrescentando em seguida o alho picado e a cebola picada até dourarem. Acrescentar o jiló e os demais temperos, misturar tudo em fogo alto; colocar o macarrão e deixar frigir levemente, mas por pouco tempo para não cozinhar demais. Temperar com sal, pimenta e a salsa. Servir imediatamente.

Penne ao alho e brócolis

Ingredientes (para uma pessoa)

1 xícara (chá) de *penne* cozido
1 colher (sopa) de alho fatiado
1 colher (sopa) de azeitonas pretas
1 colher (sopa) de brócolis cozido
sal e pimenta do reino
azeite

Preparo

Em uma frigideira, esquentar o azeite e colocar o alho para dourar. Adicionar os brócolis, as azeitonas e corrigir o sal e a pimenta. Colocar o macarrão já cozido na frigideira e mexer para envolvê-lo com o molho.

Pizzas

Pizza de mussarela com alho

Ingredientes (para uma pizza grande)
200 g de mussarela
½ lata de molho de tomate
5 dentes de alho

Preparo

Fatiar o alho, na quantidade necessária e desejada, refogar juntamente com uma cebola picada muito fina. Espalhar sobre a massa da pizza antes coberta com molho de tomate e mussarela. Levar ao forno até que o queijo esteja derretido.

Variação:

Para os apreciadores e alho, colocar o alho cru sobre a mussarela antes de ir ao forno.

Pizza de alho

Ingredientes (para uma pizza grande)
6 tomates bem maduros
½ lata de molho de tomate
10 dentes de alho
½ xícara (chá) de azeite de oliva
1 pitada de pimenta-do-reino em pó
Sal a gosto

Preparo

Molho: Retirar a pele dos tomates e retirar as sementes; cortar em pedaços não muito pequenos. Dourar três dentes de alho picados no azeite e acrescentar o tomate, a pimenta e o sal. Misturar até que forme um molho consistente.

Numa forma grande para massa de pizza caseira, ou já pronta, espalhar o molho ainda quente, salpicar sete dentes de alho fatiados bem fino e levar ao forno pré-aquecido (aproximadamente 180° C), até a massa adquirir aspecto tostado leve. Esta receita não leva queijo e pode ser acrescida de aliche ou outros ingredientes de sua escolha.

Suflês

Suflê de espinafre com alho

Ingredientes

1 xícara (chá) de folhas de espinafre
1 colher (sopa) de alho picado bem fino
2 ovos
50 g de queijo *brie* ou *cottage* amassado
1 colher (sopa) de leite desnatado em pó
½ xícara (chá) de leite desnatado
½ colher (café) de molho inglês
1 pitada de noz-moscada

Pimenta-do-reino a gosto
Sal a gosto

Preparo

Cozinhar levemente o espinafre e reservar. Dissolver o leite em pó no leite líquido. Num recipiente, misturar batendo os ingredientes restantes, temperar com o sal e a pimenta, e despejar sobre o espinafre, previamente colocado num recipiente refratário. Levar ao forno médio por cerca de 30 minutos ou até os ovos dourarem. Servir quente.

Suflê "acelgalhado"

Ingredientes

2 xícaras (chá) folhas tenras (amarelinhas) de acelga picada
2 colheres (sopa) de alho picado bem fino
3 ovos
100 g de requeijão (pode ser *light*)
1 colher (sopa) de leite desnatado em pó
½ xícara (chá) de leite desnatado
Pimenta-do-reino a gosto
Sal a gosto

Preparo

Cozinhar levemente a acelga e reservar. Dissolver o leite em pó no leite líquido. Numa tigela, misturar batendo os ingredientes restantes, temperar com o sal e a pimenta, e despejar sobre o espinafre, num recipiente refratário. Levar ao forno médio por cerca de 30 minutos ou até os ovos dourarem. Servir quente.

Receitas variadas com alho

Legumes recheados com molho de alho e nozes

Ingredientes

Abobrinhas

Salsão (talos)

Tomates grandes

Trigo para quibe

Dentes de alho

Cebolas roxas grandes

Salsinha

Nozes sem casca

Manjericão fresco

Azeite de oliva

Pimenta do reino

Sal

Observação sobre as quantidades dos ingredientes e dos temperos: Esta receita é um desafio e um treinamento para cozinheiros, pois as medidas e quantidades devem ser fundamentadas no *feeling* de cada um, o que caracterizará a qualidade do sabor do prato.

Preparo

Retirar o cabo dos tomates e a polpa de sementes, deixando a polpa para o recheio. Temperar a parte interna dos tomates com sal e pimenta e colocar voltados para baixo sobre papel toalha, deixando escorrer por 20 minutos. Descascar as cebolas e colocar em uma panela, acrescentando água até cobrir. Juntar o sal, tampar e deixar ferver; abaixar o fogo e deixar cozinhar até começarem a amaciar; escorrer as cebolas em papel toalha; quando esfriarem, esvaziar o interior das cebolas, empurrando o miolo para fora. Reservar o miolo para o recheio. Aparar as abobrinhas e cortar ao meio, no sentido do comprimento. Encher uma panela com água, e colocar as abobrinhas para escaldas, levando para ferver; colocar um pouquinho de sal; abaixar o fogo e cozinhar por 3 a 5 minutos; transferir para o escorredor e passar em água fria; retirar e descascar as sementes da abobrinha.

Recheio

Colocar o trigo para quibe em uma tigela grande, acrescentar água fervente, tampar e deixar descansar até inchar. Escorrer o excesso de água. Retirar as fibras do salsão com o descascador de legumes e cortar em fatias finas. Picar o alho bem fino, os miolos de cebola e a polpa de tomate, salsa e manjericão.

Aquecer o azeite na frigideira, acrescentar o salsão, o alho e a cebola picada, e cozinhar, mexendo sempre, até ficarem macios, sem dourar, por cerca de três minutos. Acrescentar o sal, a pimenta, um punhado de nozes picadas, o tomate picado e cozinhar até que o liquido evapore. Acrescentar as ervas picadas aos legumes e conferir o tempero. Misturar os legumes refogados ao trigo.

Aquecer o forno a cerca de 200° C. Untar a fôrma com azeite. Com uma colher, rechear as cebolas, os tomates e as abobrinhas com a mistura de trigo. Espalhar o restante do recheio na fôrma untada. Cobrir com papel alumínio untado e levar ao forno pré-aquecido e assar até ficarem macios.

Inhame ao creme de alho

Ingredientes

½ kg de inhame
1 litro de leite integral
10 dentes médios de alho amassados
4 colheres (sopa) de farinha de trigo
2 colheres (sopa) de requeijão
1 xícara (chá) de queijo parmesão ralado
Sal a gosto

Preparo

Colocar o inhame em uma panela e cobrir com água. Cozinhar até que os tubérculos fiquem macios. Retirar e descascar. Colocar em recipiente refratário. Reservar. Ligar o forno à temperatura média. Numa panela, colocar o leite, o alho e cozinhar em fogo brando até o alho ficar macio. Retirar e colocar num liquidificador. Juntar a farinha de trigo, o sal e bater até ficar homogêneo. Recolocar na panela e cozinhar, sem parar de mexer, até encorpar. Adicionar o requeijão e cozinhar por mais 2 minutos. Retirar do fogo, despejar sobre os inhames e salpicar o queijo. Levar ao forno, já pré-aquecido, para assar por 15 minutos. Retirar e servir.

Alho assado com creme de ricota e manjericão

Ingredientes

6 cabeças de alho
½ xícara (chá) de vinho branco seco
100 g de ricota
½ maço pequeno de manjericão
½ xícara (chá) de azeite de oliva
sal
Pimenta-do-reino moída
Pão italiano

Preparo

Ligar o forno à temperatura média. Cortar a parte superior de cada cabeça de alho, retirando apenas a casca, mantendo os dentes unidos. Distribuí-las numa assadeira, com a parte cortada para cima. Regar com o vinho e reservar. Levar ao forno até o alho ficar macio (aproximadamente uma hora). Durante este tempo regar com o molho da assadeira. Retirar do forno e cobrir o alho com a ricota batida no processador com o manjericão, três colheres (sopa) de azeite de oliva e o sal. Polvilhar a pimenta-do-reino e regar com o azeite de oliva restante. Recolocar no forno por mais 20 minutos. Retirar e servir com fatias de pão italiano e o molho resultante.

Tomate recheado ao alho

Fazer quantos tomates for necessário, segundo o número de pessoas.

Ingredientes (para cada tomate)

1 tomate grande

2 dentes de alho picados

3 colheres (sopa) bem cheias de ricota, requeijão ou queijo cottage

1 xícara (chá) de salsa picada

1 xícara (chá) de cebolinha picada

Queijo ralado a gosto

Sal a gosto

Preparo

Lavar os tomates e cortar a tampa superior, retirando as sementes sem romper o bojo externo. Em um recipiente misturar o queijo de sua escolha (amassado se não for requeijão) e acrescentar os demais ingredientes, misturando-os bem e acertando o sal. Rechear cada tomate, de forma a ultrapassar um pouco a borda. Polvilhar um pouco de queijo ralado em cima dos tomates. Colocar no forno até dourar. Servir quente.

Alho-poró ao *brie*

Ingredientes

3 alhos-porós grandes
1 ½ xícara (chá) de queijo *brie* picado
2 colheres (sopa) de alcaparras
1 gema de ovo caipira
6 colheres (sopa) de vinho branco de boa qualidade
1 xícara (chá) de creme de leite integral
6 colheres (sopa) de azeite de oliva
1 colher (café) de gengibre ralado
Pitadas de pimenta-branca em pó
Sal a gosto

Preparo

Escolher os talos mais macios do alho-poró e lavar bem. Cortar ao meio no sentido do comprimento e colocar em uma panela com um litro de água fervente e um pouco de sal. Cozinhar até ficar macio. Retirar do fogo, escorrer a água e reservar. Bater no liquidificador o creme de leite com o vinho, o azeite, o queijo e a gema, até obter um creme bem liso e homogêneo; transferir para uma panela e levar ao fogo brando, cozinhando sem parar de mexer, até encorpar. Acrescentar as alcaparras e o sal, misturar e retirar do fogo. Dispor o alho-poró em uma travessa, regar com o creme preparado e salpicar com a pimenta.

Acelga ao alho e óleo

Ingredientes

1 acelga média
2 cabeças de alho grandes
1 colher (sopa) de sal
1 xícara (chá) de suco de um limão
1 copo de água
1 xícara (café) de água

Preparo

Lavar as folhas da acelga, cortar em tiras longitudinais de mais ou menos três centímetros, dispor sobrepostas, bem apertadas, em um recipiente refratário, preenchendo-o completamente. Misturar a água, o sal e o limão, regando a acelga. Deixar descansar por meia hora. Escorrer a água em um copo e regar novamente com a mesma água. Deixar descansar por mais meia hora, repetindo o procedimento por três vezes. Depois escorrer a água e eliminá-la. Cortar o alho em lâminas ou passar pelo espremedor, fritando-o em seguida até dourar. Acrescentar à acelga, o óleo e o alho ainda quentes para escaldar. Levar ao forno médio por dez minutos e servir.

Cogumelo ao alho

Ingredientes

½ bandeja de cogumelos frescos
5 dentes de alho
1 limão médio
2 colheres (sopa) de óleo
½ colher (sopa) de manteiga
½ colher (chá) de sal
1 colher (sopa) de salsa fresca
2 colheres (sopa) de azeite de oliva extra virgem

Preparo

Lavar bem os cogumelos em água corrente. Colocar em uma tigela, cobrir com água e juntar o limão espremido; deixar de molho por ½ hora e escorrer. Numa frigideira em fogo brando, colocar o óleo com a manteiga; quando derreter, acrescentar o alho cortado em fatias finas para dourar levemente. Juntar os cogumelos cortados (ou inteiros se preferir), acrescentar o sal e mexer bem. Juntar a salsa cortada bem fina e o azeite; sacudir a frigideira, retirar do fogo e servir com torradas ou biscoitos.

Batata ao creme de alho

Ingredientes

½ kg de batatas médias
10 dentes de alho amassados
1 litro de leite

1 tablete de caldo de legumes
4 colheres (sopa) de farinha de trigo
2 colheres (sopa) de requeijão
1 xícara (chá) de queijo parmesão ralado
Sal a gosto

Preparo

Colocar as batatas bem lavadas numa panela com água para ferver. Cozinhar até as batatas ficarem macias. Retirar, descascar e colocar em um recipiente refratário. Ligar o forno à temperatura média. Colocar em uma panela o leite, o alho e cozinhar em fogo baixo até o alho ficar macio. Retirar e colocar no liquidificador. Juntar o caldo de legumes, a farinha de trigo e o sal e bater até ficar homogêneo. Colocar depois numa panela e cozinhar, mexendo sempre, até encorpar. Adicionar o requeijão e cozinhar por mais dois minutos. Retirar do fogo, despejar sobre as batatas e salpicar o queijo ralado. Levar ao forno para assar por 15 minutos, de preferência deixando gratinar. Deve ser servido quente, mas o que sobrar pode ser colocado na geladeira e servido frio, como se fosse uma salada de batatas.

Pimentão recheado com alho e ricota

Ingredientes

4 pimentões vermelhos grandes
500 g de ricota fresca amassada
2 colheres (sopa) de alho picado

½ xícara de azeite de oliva
2 colheres (sopa) de manjericão fresco picado
1 colher (sopa) de orégano seco
pimenta-do-reino a gosto
Óleo vegetal para untar

Para a cobertura

2 claras batidas em neve
½ colher (chá) de páprica doce
2 colheres (sopa) de farinha de trigo
6 colheres (sopa) de farinha de rosca

Preparo

Lavar bem os pimentões e secar, untando-os com o óleo vegetal. Colocar os pimentões por dez minutos em forno previamente aquecido, virando-os de vez em quando, deixando chamuscar a pele. Retirar do forno, embrulhar em filme plástico e deixar esfriar. Cortar a tampa de cada um, retirando a pele e as sementes, evitando desmanchá-los.

Amassar a ricota, acrescentando o alho, o orégano, o manjericão, o azeite de oliva e a pimenta, com o que serão recheados os pimentões.

Para a cobertura, bater as claras em neve, com a páprica. Passar os pimentões, primeiro na farinha de trigo, depois nas claras e por último na farinha de rosca, colocando-os numa assadeira untada com óleo vegetal. Assar por dez minutos (cinco minutos de cada lado) em forno pré-aquecido (200°C). Pode ser servido com folhas e saladas verdes.

Creme de alho com mandioca

Ingredientes

500 g de mandioca fresca
6 dentes de alho
1 xícara (chá) de creme de leite
½ limão (sumo)
1 ½ litro de água
½ xícara (chá) de azeite de oliva
1 cebola
1 cubo de caldo de legumes
Sal a gosto

Preparo

Descascar a mandioca e a cebola. Cortar tudo em pedaços pequenos. Colocar numa panela, regar com o azeite, juntar os alhos. Levar ao fogo brando por 40 minutos. Adicionar o cubo de caldo de legumes e a água. Cozinhar até que se forme um creme consistente, acrescentando então, no final, o creme de leite. Aromatizar com o sumo de limão.

Batatas assadas com alho e alecrim

Ingredientes

10 batatas médias
6 dentes de alho esmagados
4 colheres (sopa) de alecrim seco moído
½ xícara (chá) de azeite de oliva extra virgem

Preparo

Lavar bem as batatas e cortá-las em quatro. Cozinhar no vapor por dez minutos e cobrir com o azeite, o alho e o alecrim. Colocar as batatas num tabuleiro aquecido e assar em forno quente a 200°C por meia hora ou até que as batatas fiquem crocantes. Servir imediatamente.

Arroz integral ao alho e salsa

Ingredientes

6 xícaras (chá) de arroz integral cozido
1 colher (sopa) de azeite de oliva
1 colher (sopa) de manteiga pura com sal
4 colheres (sopa) de alho cortado em fatias
3 xícaras (chá) de salsa picadinha

Preparo

Refogar o alho no azeite, até dourar. Adicionar a manteiga aos poucos, esperando derreter; acrescentar o arroz cozido e esquentar bem. Servir quente.

Rendimento: 4 porções

Arroz de forno ao alho

Ingredientes

2 xícaras (chá) de arroz cozido
3 dentes de alho grandes amassados em pasta
1 colher (sobremesa) de manteiga
1 cebola cortada em cubos pequenos
1 xícara (chá) de ervilha em conserva

1 xícara (chá) de cenoura picada em cubos pequenos e cozidos

1 xícara (chá) de milho em conserva

1 gema de ovo de galinha

½ xícara (chá) de leite desnatado

1 xícara (chá) de salsa picada

1 xícara (chá) de cebolinha picada

Sal a gosto

Para polvilhar

1 colher (sopa) de queijo parmesão ralado

1 colher (sopa) de farinha de rosca integral

1 colher (café) de páprica doce

Preparo

Em uma frigideira, derreta a manteiga, coloque o alho e a cebola, fritando por dois minutos, sem deixar o alho escurecer. Juntar o sal, a ervilha, a cenoura e o milho. Refogar, misturando bem os ingredientes. Retirar do fogo e juntar ao arroz. Mexer suavemente com um garfo. Bater a gema à parte, juntar o leite, a salsa e a cebolinha e regar sobre o arroz; misturar e colocar em um recipiente refratário sem amassar, deixando solto. Polvilhar com o queijo parmesão ralado, a farinha de rosca e a páprica. Assar em forno quente, pré-aquecido, por 25 minutos. Servir quente.

Rendimento: 6 porções

Risoto de abóbora ao alho

Ingredientes

100 g de abóbora
200 g de arroz
6 dentes de alho picados
100 ml de creme de leite
1 tablete de caldo de legumes
100 g de queijo parmesão ralado
1 cebola picada
1 colher (sopa) de manteiga
1 copo de vinho branco seco
2 colheres (sopa) de azeite de oliva
Salsinha picada a gosto
Sal a gosto
Pimenta-do-reino a gosto

Preparo

Descascar e cortar a abóbora em pequenos cubos. Refogar a cebola e o alho (até este dourar) no azeite e juntar o arroz, fritando por dois minutos, sem parar de mexer. Colocar o vinho e deixar evaporar, sem mexer. Acrescentar o caldo de legumes, dissolvido em um copo de água e cozinhar por dez minutos. Adicionar mais água, se necessário. Colocar a abóbora, cozinhando em fogo brando por mais cinco minutos, sem mexer. Corrigir o sal, se achar conveniente. Desligar o fogo e deixar repousar por alguns minutos. Acrescentar a manteiga e o creme de leite, misturando rapidamente. Salpicar salsinha picada e parmesão, e servir.

Risoto de inhame ao alho

Ingredientes

100 g de inhame
200 g de arroz
6 dentes de alho picados
100 ml de creme de leite
1 tablete de caldo de legumes
100 g de queijo parmesão ralado
1 cebola picada
1 colher (sopa) de manteiga
1 copo de vinho branco seco
2 colheres (sopa) de azeite de oliva
Salsinha picada a gosto
Sal a gosto
Pimenta-do-reino a gosto

Preparo

Descascar e cortar o inhame em pequenos cubos. Refogar a cebola e o alho (até este dourar) no azeite e juntar o arroz, fritando por dois minutos, sem parar de mexer. Colocar o vinho e deixar evaporar, sem mexer. Acrescentar o caldo de legumes, dissolvido em um copo de água e cozinhar por dez minutos. Adicionar mais água, se necessário. Colocar o inhame, cozinhando em fogo brando por mais cinco minutos, sem mexer. Corrigir o sal, se achar necessário. Desligar o fogo e deixar repousar por alguns minutos. Acrescentar a manteiga e o creme de leite, misturando rapidamente. Salpicar a salsinha e o parmesão e servir.

Quinoa à jardineira

Ingredientes

1 taça de quinoa
½ xícara (chá) de azeite de oliva
1 cebola média,
2 xícaras (chá) de água quente
2 batatas médias
3 cenouras pequenas
4 azeitonas médias
1 colher (sopa) de salsa picada
Sal a gosto

Preparação

Lavar o quinoa. Colocar num recipiente com o azeite, o alho e cebola picada. Juntar água quente e cozinhar em fogo brando por 15 minutos. Cortar as batatas e as cenouras em quadrados pequenos. Misturar o quinoa, as batatas e as verduras e a salsa com sal e provar até se conseguir o gosto certo. Servir quente com as azeitonas como enfeite.

Rendimento: 3 porções

Barquinhas de abobrinha recheadas com creme de alho

Fazer quantas abobrinhas for necessário, segundo o número de pessoas.

Ingredientes (para cada abobrinha)

1 abobrinha grande

3 dentes de alho picados

2 colheres (sopa) bem cheias de ricota, requeijão ou queijo gorgonzola)

1 xícara (chá) de salsa picada

1 xícara (chá) de cebolinha picada

Queijo ralado a gosto

Sal a gosto

Preparo

Lavar as abobrinhas e cortá-las ao meio, retirando a polpa (que pode ser usada em outros pratos ou servida refogada), formando uma concavidade interna (barquinho). Em um recipiente misturar o queijo de escolha (amassado se não for requeijão) e acrescentar os demais ingredientes, misturando bem e acertando o sal. Rechear cada abobrinha, de forma a ultrapassar um pouco a borda. Polvilhar um pouco de queijo ralado em cima dos tomates. Colocar no forno até dourar. Servir quente.

Quiche integral de alho e alho-poró com shitake

Ingredientes (Recheio)

2 alhos-porós cortados em rodelas bem finas
400 gramas de cogumelos shitake em fatias
3 dentes de alho picados
2 colheres (sopa) de manteiga
400g de queijo *cottage*
2 ovos
3 colheres (sopa) de creme de leite *light*
3 colheres (sopa) de queijo parmesão ralado
Pimenta do reino branca a gosto
Sal a gosto

Ingredientes (Massa)

1 xícara (chá) de farinha de trigo integral
2 colheres (sopa) de manteiga
1 pitada de sal

Preparo

Misturar bem os ingredientes da massa até que ela desgrude totalmente dos dedos. Abrir a massa numa forma de diâmetro de aproximadamente 30 cm, furando toda a massa com um garfo. Levar ao forno médio por 15 minutos.

Recheio

Refogar o alho-poró e o alho comum com a manteiga até dourar bem. Em outra panela refogar o shitake com a manteiga até que ela reduza de tamanho e esteja bem macia. Juntar os outros ingredientes e misturar tudo. Acertar o tempero e rechear a massa. Levar ao forno médio (200° C) por aproximadamente 40 minutos ou até dourar.

Aspargos grelhados com alho

Ingredientes

800 gramas de aspargos frescos

2 colheres (sopa) de alho picado

½ xícara (chá) de molho de soja (shoyo)

2 colheres (sopa) de suco fresco de laranja

1 colher (chá) de pimenta-branca-do-reino moída

½ cebola roxa, fatiada bem fina

1 laranja (bahia) sem cascas e sem sementes, cortada em fatias

Sal a gosto

Preparo

Lavar os aspargos e tirar as pontas duras. Numa tigela pequena, juntar o suco de laranja, o alho, o molho de soja e a pimenta (opcional). Misturar bem. Com isso, regar as hastes de aspargos, acrescentando sal e pimenta, grelhando em fogo de médio para alto, girando de vezes em quando, para que cozinhem por igual, até que as hastes estejam escurecidas e bem cozidas. Se necessário, acrescentar mais molho de soja ao preparado. Arrumar os aspargos em uma travessa, guarnecer com as rodelas de cebolas e os pedaços de laranjas.

Rendimento: 4 porções

Torta integral de alho-poró

Ingredientes (Massa)

1 pacote de biscoito salgado integral tipo aperitivo
50 gramas de manteiga não gelada
1 ovo

Ingredientes (Recheio)

1 colher (sopa) de manteiga
1 cebola média ralada
2 alhos-porós em rodelas, usando somente a parte branca
1 xícara (chá) de cogumelos tipo *champignon* fatiado
1 colher (sopa) de farinha de trigo integral fina
1/2 xícara (chá) de leite desnatado
2 ovos
1 copo de requeijão cremoso *light*
Pimenta-do-reino a gosto
Sal a gosto

Preparo (Massa)

Bater os biscoitos no liquidificador. Colocar numa vasilha e acrescentar a manteiga e o ovo, misturando (usar as mãos). Forrar uma fôrma de aro removível (25 cm de diâmetro) com esta massa, nivelando bem. Reservar.

Preparo (Recheio)

Aquecer a manteiga e dourar a cebola, juntar o alho-poró e os cogumelos até refogar bem. Dissolver a farinha de trigo no leite, acrescentar os ovos e misturar bem. Acrescentar esta mistura líquida ao alho, cebola e cogumelo que já estão no fogo, mexendo sempre até virar um creme. Retirar do fogo, colocar o requeijão e temperar com sal e pimenta do reino. Despejar no fundo da massa da torta reservada. Levar ao forno até que a massa do biscoito esteja crocante.

Sopas

Sopa de alho

Ingredientes

1 pão francês amanhecido
6 dentes de alho cortados ao meio
1 colher (sobremesa) de páprica doce
2 ovos (opcional)
6 colheres (sopa) de azeite de oliva extra virgem
1 tablete de caldo de legume
1 colher (sopa)
Sal a gosto

Preparo

Cortar o pão em fatias pequenas e fritar em quatro colheres de azeite de oliva. Reservar. Em outra panela, colocar o restante do azeite e refogar o alho até dourar. Retirar do fogo e acrescentar a páprica. Colocar as fatias fritas de pão em uma panela grande e cobrir com a mistura de azeite, alho e páprica, completando com o caldo de legumes previamente dissolvido em 1½ litro de água. Acrescentar sal a gosto e deixar cozinhar por 15 minutos. Se quiser usar ovos, misturá-los grosseiramente e acrescentá-los à sopa antes da fervura.

Sopa de alho com legumes

Ingredientes

5 dentes de alho
4 batatas
1 cenoura
1 pedaço de abóbora
1 cebola
1 molho de espinafres
½ xícara (chá) de azeite de oliva extra virgem
Sal a gosto

Preparo

Colocar numa panela grande as batatas e a cenoura previamente descascadas, lavadas e cortadas em rodelas, a abóbora também partida em pedaços, a cebola cortada em gomos e cobrir todos os legumes com água e deixar cozinhar até estarem macios. Lavar o espinafre lavando e separando as folhas dos talos.

Quando os legumes estiverem macios juntar metade do espinafre, deixar ferver e misturar a sopa com a farinha para ficar um creme homogêneo; acrescentar mais água se necessário.

Levar novamente ao fogo, deixe ferver. Numa panela separada, dourar o alho no azeite e acrescentar à sopa; temperar com sal, juntar os espinafres restantes e deixar cozinhar mais um pouco até encorpar. Servir quente.

Sopa de mandioquinha com alho

Ingredientes

1 tablete de caldo de legumes

6 dentes de alho bem amassados

3 colheres (sopa) de óleo de girassol, ou vegetal similar

2 ½ litros de água

8 mandioquinhas médias

3 colheres (sopa) de salsinha picada

Preparo

Levar ao fogo o caldo de legumes em meio litro de água, para dissolver. Acrescentar as mandioquinhas picadas e mais dois litros de água. Quando a mandioquinha estiver cozida, passar no liquidificador com a mesma água do cozimento. Separadamente, dourar o alho no azeite e acrescentar ao caldo. Levar tudo novamente ao fogo. Salpicar a salsinha bem fininha e servir.

Rendimento: 4 porções

Sopa de ervilhas com alho

Ingredientes

200 g de ervilhas frescas cortadas aos pedaços
5 dentes de alho picados
3 batatas médias cortadas aos cubos
2 cenouras cortada em cubinhos
1 cebola cortada em fatias
½ xícara (chá) de azeite de oliva
Sal a gosto

Preparo

Colocar 2 litros de água para ferver, juntar as batatas, a cenoura, a cebola e o alho, cozinhar até os legumes estarem bem cozidos para poder amassá-los. Temperar com sal e azeite, juntar as ervilhas e mexer até que elas estejam macias e cozidas. Servir quente.

Sopa de cenoura com alho

Ingredientes

500 g de cenoura
6 dentes de alho
2 cebolas médias
½ xícara (chá) de azeite de oliva
300 g de batatas
1 tablete de caldo de legumes
1 ½ litro de água quente
Sal a gosto

Preparo

Descascar as cebolas e os alhos, cortando-os em pedaços; refogar no azeite até a cebola dourar. Cortar a cenoura e as batatas em pedaços e temperar com sal. Regar com a água quente, tampar e deixar cozinhar durante 25 minutos. Retirar do fogo e triturar para compor a sopa. Levar de novo ao fogo. Deixar cozinhar por mais 15 minutos. Servir quente.

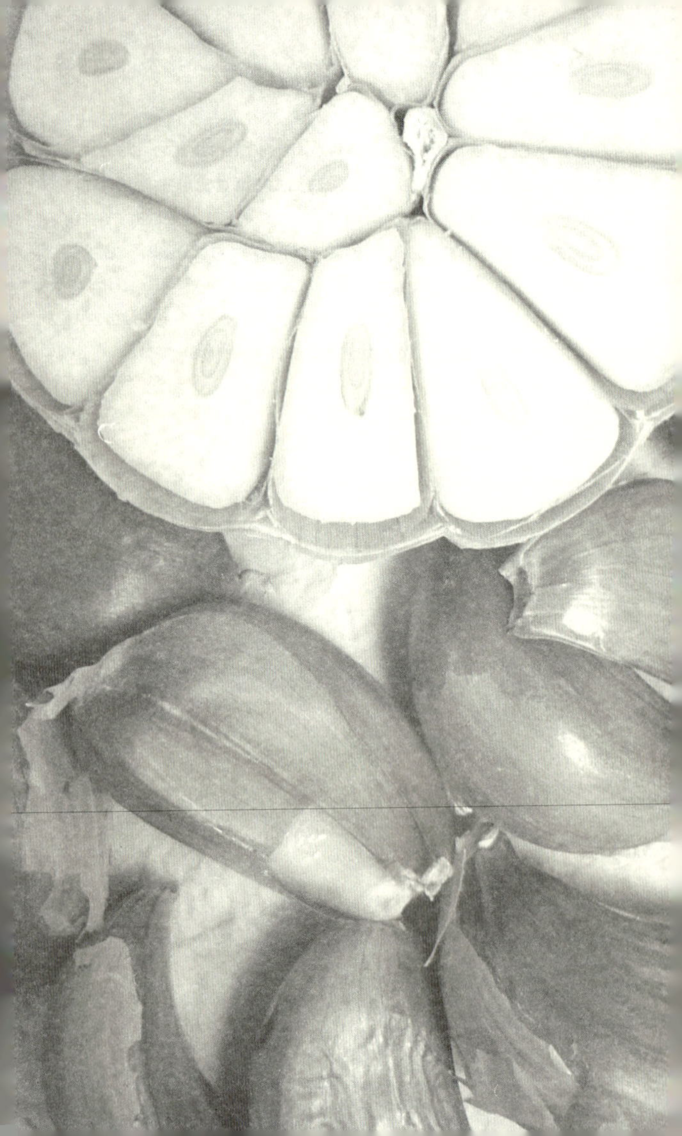

GLOSSÁRIO

Abortivo Agente capaz de provocar a eliminação do feto do útero ou de exteriorizar tumores, abscessos, inflamações etc.

Ácidos graxos Compostos orgânicos derivados do desdobramento da molécula de gordura separada do glicerol pela ação das lipases. Dividem-se em saturados (banha, sebo, manteiga), insaturados (óleo de girassol, de oliva, de gergelim etc.) e poliinssaturados (ômega-3, DHA, EPA, ácido aracdônico, ácido linolêico, ácido linolênico, esqualene etc.).

Adstringente Tudo o que produz ação áspera em qualquer superfície ou mucosa; geralmente um composto de ação adstringente contrai os tecidos e vasos sangüíneos, diminuindo as secreções quando em contato com os tecidos orgânicos externos.

Albumuminúria Eliminação de albumina através da urina.
Alcalinizante Neutraliza os ácidos no organismo.
Amenorréico Produz suspensão da menstruação.
Anabolizante Estimula a regeneração do organismo.
Analéptico Estimula os centros nervosos, principalmente cardio-respiratórios.
Anasarca Retenção generalizada de água no organismo, grande inchaço ou edema, principalmente no abdome e membros inferiores.
Anidrótico Que retira água ou impede a sudorese.
Antiácido Combate a acidez gástrica.
Antiálgico Suprime a dor, o mesmo que analgésico.
Analgésico Agente capaz de eliminar ou reduzir a dor.
Anticoagulante Impede a coagulação do sangue.
Antiemético Suprime e evita os vômitos.
Antiespasmódico Alivia os espasmos musculares.
Antifisético Reduz os gases do aparelho digestivo.
Anti-herpético Indicado no tratamento do herpes.
Antictérico Indicado no tratamento da icterícia.
Antilítico Dissolve os cálculos.
Antinevrálgico Usado no tratamento da dor que surge no trajeto de um nervo.

Antioftálmico Usado no tratamento das doenças inflamatórias ou infecciosas dos olhos.

Antioxidante Agente capaz de combater os radicais livres.

Anti-séptico Composto capaz de destruir os micróbios. Um sinônimo aproximado de desinfetante.

Antitérmico Reduz a temperatura corporal elevada acima do normal.

Anúria Supressão da urina.

Aperiente Estimula o apetite.

Artritismo Predisposição de certos organismos a apresentar afecções articulares.

Ascite Acúmulo de líquido na cavidade abdominal.

Atonia Diminuição ou ausência da tensão muscular.

Balsâmico Medicamento ou composto de efeito aromático e reconfortante.

Béquico Atua no combate a tosse.

Calcificante Fornece cálcio e favorece sua incorporação no organismo.

Cardíaco O mesmo que cardiotônico.

Cardiotônico Fortalece o coração.

Carminativo Elimina os gases desenvolvidos no tubo digestivo.

Clister O mesmo que enema. (ver na seqüência)

Colagogo Eestimula a secreção da bílis.

Colerético Estimula a produção da bílis.

Depurativo Livra o sangue das impurezas.

Diaforético Provoca a transpiração.

Dispepsia Distúrbio das funções digestivas, principalmente do estômago.

Diurético Que favorece a produção e eliminação da urina.

Drástico Composto de efeito purgativo muito intenso.

Emenagogo Estimula o fluxo menstrual.

Emético Provoca vômitos.

Emoliente Amolece os tecidos inflamados, aliviando as dores.

Emplastro Composto terapêutico que amolece ao calor, aderindo ao corpo. Utilizado para aplicações tópicas em casos de inflamações, dores, contusões e tumores.

Enema Produto de composição variada, útil como aplicação através do reto para o esvasiamento intestinal. O mesmo que clíster.

Estomáquico Estimula e fortalece as funções do estômago.

Eupéptico Facilita a digestão.

Expectorante Promove a eliminação das secreções excessivas dos pulmões, brônquios e traquéia.

Febrífugo Combate a febre.
Gástrico Relativo ao estômago.
Germicida Composto capaz de destruir germes. O mesmo que anti-séptico.
Hemostático Composto que combate as hemorragias, ou que estanca o sangue.
Hipoglicemiante Agente capaz de diminuir a taxa de glicose no sangue.
Lactígeno O que aumenta a produção de leite nas glândulas mamárias.
Mineralizante Que favorece a absorção e incorporação de substâncias minerais pelo organismo.
Miotônico Tonifica e fortalece a musculatura.
Neurotônico Nutre e fortalece os nervos.
Nutriente Sinônimo de nutritivo, de valor alimentício.
Proteolítico Exerce a ação de quebrar a cadeia molecular das proteínas.
Purgativo Composto de ação laxante enérgica.
Reconstituinte Tudo o que favorece a recuperação da saúde de pessoas debilitadas.
Resolutivo O que facilita a recuperação de inflamações e tumefações.
Revulsivo Composto que pode provocar o deslocamento de uma inflamação de um ponto para outro do organismo.

Sialagogo Composto capaz de provocar a salivação.
Sudorífico O mesmo que diaforético. Capaz de provocar o suor.
Tenífugo O que é capaz de expulsar a tênia, ou solitária, verme intestinal de grandes proporções.
Tônico Que revigora e fortalece o organismo.
Vitaminizante Que fornece vitaminas e favorece sua incorporação pelo organismo.
Vulnerário Cicatriza feridas.

BIBLIOGRAFIA

ALDER, A. J.; HOLUB, B. J. *Garlic and fish oil for reducing serum lipids and lipoproteins*. American Journal of Clinical Nutrition, Bethesda, v. 65, n. 7, p. 445-450, 1997.

ARUOMA, O. I.; SPENCER, J. P. E.; WARREN, D.; JENNER, P.; BUTLER, J.; HALLIWELL, B. *Characterization of food antioxidants illustrated using commercial garlic and ginger preparations*. Food Chemistry, S.l., v. 60, n. 2, p. 149-156, 1997.

BLOCH, A. S. *Pushing the envelope of nutrition support: complementary therapies*. Nutrition, S.l., v. 16, n. 3, p. 236-239, 2000

BONTEMPO, Marcio. *Medicina Natural*. São Paulo: Nova Cultural, 1986.

BUTLER, J.; HALLIWELL, B. *Characterization of food antioxidants illustrated using commercial garlic and ginger preparations*. Food Chemistry, S.l., v. 60, n. 2, p. 149-156, 1997.

ESTUDO NACIONAL DE DESPESA FAMILIAR. *Tabela de composição dos alimentos*. IBGE: Rio de Janeiro, 1977.

FRANCO, G. *Tabela de composição química dos alimentos*. São Paulo: Atheneu, 9 ed., 1992.

GRIMBLE, R. F. *Modification of inflammatory aspects of immune function by nutrients*. Nutrition Research, S.l., v. 18, n. 7, p. 1297-1317, 1998.

HEINERMAN, J. *The healing benefits of garlic*. Nutrition, S.l., v. 13, n. 2, p. 173-174, 1997.

KÉSIA, Diego Quintaes. *Por dentro das panelas*. São Paulo: Varela, 2005.

MODESTO, M.L. *Cozinhar com vegetais*. Lisboa: Editora Verbo. 2004.

OREKHOV, A. N.; GRÜNWALD, J. Effects of garlic on atherosclerosis. Nutrition, S.l., v. 13, n 7-8, p. 656-663, 1997.

PANTOJA, C. V.; MARTIN, N. T.; NORRIS, B. C.; CONTRERAS, C. M. *Purification and bioassays of a diuretic and natriuretic fraction from garlic (Allium sativum)*. Journal of Ethnopharmacology, S.l., v. 70, n. 1, p. 35-40, 2000.

SATO, T.; MIYATA, G. *The nutraceutical benefit, part IV: Garlic*. Nutrition Volume 16, Issue 9, Pages 787-788.

SCHNEIDER, Ernst - *A Cura e a Saúde Pelos Alimentos*. São Paulo: Casa Publicadora Brasileira. 2ª edição, 1984.

Seleções do Reader's Digest. O poder curativo das vitaminas e dos minerais.

SIVAM G. P. *Garlic and Helicobacter pylori*. Food and Chemical Toxicology, S.l., v. 5, n. 5, p. 582, 1997.

Sites de referência

http://www.revistagloborural.globo.com/GI, 6993,EEC578272-1641,00.html

http://www.vermes.com.br/alho.htm

http://www.biologica.com.br

http://www.cnph.embrapa.br/bib/saibaque/alho.htm

http://www.corpohumano.hpg.com.br/variados/omh00100409.htm

http://www.guirra.com.br/guirranet/culturas/A_C/alho.htm

http://www.nutrociencia.com.br

http://culinaria.terra.com.br/abcint/0,,OI1695-EI149-CTA,00.html

http://www.udr.org.br/plantas_medicinais4.htm

http://www.misteriosantigos.com/ervas.htm

http://www.nutrociencia.com.br/upload_files/arquivos/Artigo

LEIA TAMBÉM...

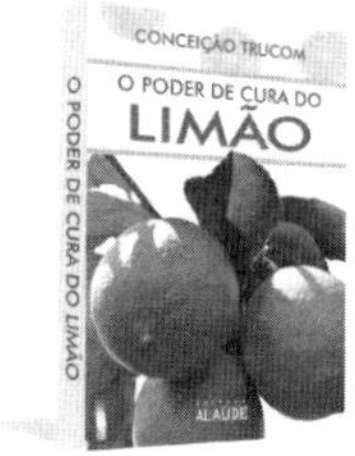

10 X 15 cm - 200 páginas

O PODER DE CURA DO LIMÃO
Conceição Trucom

O poder de cura do limão *é um guia de medicina caseira que todo lar deve ter.*
Um alimento natural, acessível a todos, disponível o ano todo e que pode ser facilmente utilizado em diversas técnicas terapêuticas de prevenção e tratamento de várias doenças.
O limão – polpa e casca – é um alimento ímpar da natureza porque sua composição lhe confere propriedades múltiplas como: fortalecer ossos, órgãos e sistemas; ativar a circulação e o sistema imunológico, entre outros.
Você se surpreenderá ao conhecer todo o potencial de cura que esta fruta nos oferece.

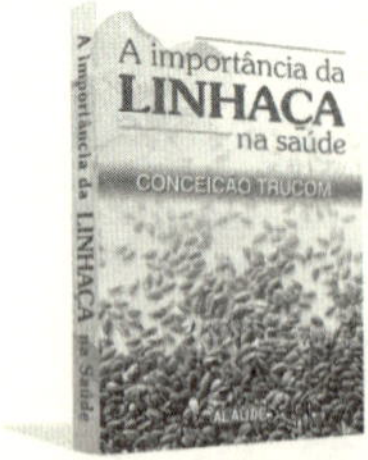

10 X 15 cm - 152 páginas

A IMPORTÂNCIA DA LINHAÇA NA SAÚDE

Conceição Trucom

Este livro traz um estudo detalhado das propriedades nutracêuticas da linhaça, importante alimento para a conquista do equilíbrio orgânico, eficiente na prevenção de diversas doenças e no tratamento de alguns quadros de deficiência hormonal. Esta semente nobre proporciona energia sem aumentar o peso de quem a consome, além de ativar o sistema imunológico e prevenir contra o envelhecimento. Um livro para aqueles que estão em busca de uma vida mais saudável e acreditam que a natureza oferece saúde em abundância.

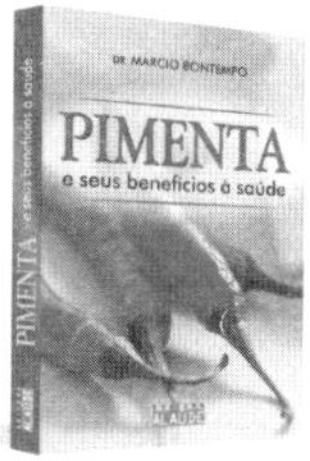

10 X 15 cm - 152 páginas

PIMENTA E SEUS BENEFÍCIOS À SAÚDE

Dr. Marcio Bontempo

Você sabia que a pimenta, aquele condimento de sabor picante, traz diversos benefícios à saúde?
Na realidade, o poder nutricinal e medicinal fazem da pimenta um alimento muito saúdavel. Seu sabor ardente deve-se a uma substância com propriedades analgésicas e energéticas.
Além de informações sobre suas aplicações medicinais, este livro apresenta algumas receitas nas quais a pimenta é o principal ingrediente, assim você poderá apreciar o sabor inconfundível desta autêntica especiaria.